GARGEE KARMVEER
Manu Bansal
Simran Utwal

MATERIAIS DE RESTAURAÇÃO COM COR DOS DENTES

GARGEE KARMVEER
Manu Bansal
Simran Utwal

MATERIAIS DE RESTAURAÇÃO COM COR DOS DENTES

Otimizar os resultados estéticos com materiais de restauração avançados

ScienciaScripts

Cover image: www.ingimage.com

This book is a translation from the original published under ISBN 978-3-639-51003-4.

Publisher:
Sciencia Scripts
is a trademark of
Dodo Books Indian Ocean Ltd. and OmniScriptum S.R.L publishing group

120 High Road, East Finchley, London, N2 9ED, United Kingdom
Str. Armeneasca 28/1, office 1, Chisinau MD-2012, Republic of Moldova, Europe
Managing Directors: Ieva Konstantinova, Victoria Ursu
info@omniscriptum.com

Printed at: see last page
ISBN: 978-620-8-41310-1

Conteúdo

Agradecimentos

"**Obrigado**" são duas pequenas palavras que, provavelmente, nunca conseguiriam transmitir completamente o sentimento de gratidão e respeito que sinto por cada uma das seguintes pessoas que tornaram esta dissertação uma realidade.

Gostaria também de expressar a minha sincera gratidão ao **Dr. Manu Bansal,** Professor do Departamento de Dentisteria Conservadora e Endodontia da Faculdade de Medicina Dentária de Jaipur, por me ter apoiado e ajudado no meu crescimento como endodontista em início de carreira.

Dizem que "o professor medíocre conta, o bom professor explica, o professor superior demonstra e o grande professor inspira.

Gostaria também de agradecer aos meus superiores e colegas: **Dr. Anshul Jain, Dr. Simran Utwal , Dr. Diksha Verma** por me terem ajudado de várias formas durante a génese desta dissertação

É com muita humildade que exprimo os meus agradecimentos especiais aos meus pais, **Sr. Shyam Sunder Karmveer e Sra. Gayatri Karmveer**, aos meus sogros **Sr. Anand Prakash Sharma** e **Sra. Manju Sharma,** ao meu tio **Sr. K.K Karmveer** e à minha tia **Sra. Sunita Karmveer**, ao meu marido, **Sr. Punit Sharma**, aos meus irmãos **Dr. Anurag Karmveer** e **Dr. Abhishek Karmveer,** às minhas irmãs **Adv. Richa Sharma, Deepti Sharma**, a minha cunhada **Richa Joshi, a Dra. Aditi Sharma** e toda a família pelos seus sacrifícios invisíveis, conselhos constantes, apoio e encorajamento em todos os momentos do meu estudo. Ajudaram-me, de forma feliz e desinteressada, a subir todos os degraus com que me deparei. Obrigado por me terem feito ultrapassar todos os obstáculos com um sorriso e por terem transformado os meus sonhos em realidade.

"A maior bênção depois das bênçãos do criador é a bênção da família".

Um agradecimento especial e sincero ao meu pai, **Sr. Shyam Sunder Karmveer**, por ser uma fonte perene de inspiração, motivação e apoio. Ele, que esteve sempre ao meu lado e cujo encorajamento ajudou a iluminar as horas sombrias em que a inspiração falhou e as ideias secaram.

Os meus sinceros agradecimentos aos meus amigos **Saurabh Jain, Dra. Simran Utwal, Dra. Rashika Jauhari, Dra. Prishita Malani e Dra. Deepmala Jogani**.

Por último, os meus maiores agradecimentos a **Deus Todo-Poderoso** por me ter dado a força e o otimismo necessários para concluir o meu trabalho.

A beleza está nos olhos de quem vê
"Margaret Hungerford"

A medicina dentária estética é atualmente uma componente essencial da prática dentária moderna. No mundo moderno civilizado e cosmeticamente consciente, dentes brancos bem contornados e bem alinhados definem o padrão de beleza. Esses dentes não só são considerados atraentes, como também são indicativos de saúde nutricional, autoestima, orgulho higiénico e estatuto económico[1].

Por definição, a estética é "a ciência da beleza: o pormenor particular de um objeto animado ou inanimado que o torna apelativo para o olhar" [3]. Em termos filosóficos, a palavra= estética" indica a "ciência do belo, as artes liberais e a gnoseologia, intimamente relacionada com a lógica, ou seja, a beleza e o aspeto exterior de algo. [2]

A medicina dentária de restauração é uma mistura de arte e ciência, a medicina dentária estética enfatiza verdadeiramente a componente artística. Em medicina dentária, uma restauração é estética quando corresponde melhor à cor, forma e função do que substitui. Os tratamentos estéticos têm sido um dos tratamentos dentários mais solicitados, logo a seguir aos tratamentos relacionados com a dor [4],[5]

Como **Goldstein** afirmou, "a medicina dentária estética é a arte da medicina dentária na sua forma mais pura". Tal como acontece com muitas formas de arte, a medicina dentária estética proporciona um meio de expressão artística que se alimenta da criatividade e da imaginação.

INTRODUÇÃO

A medicina dentária estética prevê uma mudança do rosto do desequilíbrio para o equilíbrio, da distorção para a proporção. O ganho não é apenas um sorriso de sol, mas uma confiança que influencia profundamente a construção da personalidade.

A estética é também -O ramo da psicologia que trata das sensações e emoções evocadas pelas belas-artesl. Uma interpretação da medicina dentária estética é determinada principalmente pela perceção de um indivíduo e está sujeita a grandes variações. O que é agradável para um paciente pode ser completamente inaceitável para outro.[5]

Em 1959, **Skinner** escreveu: "A qualidade estética de uma restauração pode ser tão importante para a saúde mental do paciente como as qualidades biológicas e técnicas da restauração o são para a sua saúde física ou dentária".

O tempo de vida de uma restauração estética depende de muitos factores, incluindo a natureza e a extensão do problema inicial, o procedimento de tratamento, o material de restauração utilizado, a competência do operador e factores do paciente como a higiene oral, a oclusão e os hábitos adversos.

As falhas podem resultar de inúmeras causas, incluindo traumatismos, preparação incorrecta dos dentes, materiais de qualidade inferior e utilização incorrecta de materiais dentários.

A profissão de dentista tem estado ciente da crescente procura dos pacientes e da maior sensibilização dos pacientes para os vários sistemas de restauração com cor dos dentes e para as falhas dos materiais de restauração, o que levou à procura de materiais dentários estéticos e biocompatíveis melhorados.

A profissão de dentista é uma profissão jovem no domínio dos cuidados de saúde. Tão jovem que, em muitos casos, os inventores dos materiais e tecnologias actuais ainda estão vivos para testemunhar a aceitação profissional das suas inovações.[6]

Embora os produtos dentários mudem a um ritmo acelerado, a ciência básica que rege o funcionamento dos materiais dentários permanece constante. Muitos dos que podem parecer avanços significativos em produtos e técnicas são meramente modificações que se baseiam nos fundamentos.[7]

A medicina dentária nem sempre aceitou rapidamente novas ideias. Assim, uma pequena lista de aniversários pode ajudar a perspetivar a experiência limitada que temos com as restaurações coloridas dos dentes.[8]

Materiais de restauração direta

Em meados do século XX, em 1873, Thomas Fletcher introduziu o primeiro material de limagem com cor de dente, o cimento de silicato. No entanto, o cimento de silicato não se tornou popular até Steenbock introduzir uma versão melhorada em 1904, mas mesmo os silicatos melhorados descoloravam facilmente e duravam apenas alguns anos.[8]

No início da década de 1940, os químicos alemães desenvolveram as primeiras resinas acrílicas, mas só foram comercializadas no final da década de 1940 devido à Segunda Guerra Mundial. O primeiro produto de resina acrílica dentária foi introduzido em 1948 nos Estados Unidos.

CAPÍTULO 1

PANORÂMICA HISTÓRICA

As resinas acrílicas autopolimerizáveis foram então desenvolvidas em 1941 por químicos alemães.

Utilizaram aminas terciárias com peróxido de benzoílo para iniciar reacções de polimerização do metacrilato. As suas descobertas levaram ao desenvolvimento de materiais de enchimento acrílicos (por exemplo, Sevriton) em 1948, em que o polimetilmetacrilato é misturado com metacrilato de metilo. Os principais problemas destes materiais eram os elevados níveis de contração da polimerização (cerca de 20 a 25%), a fraca estabilidade da cor, a rigidez limitada, a elevada expansão térmica e a falta de adesão à estrutura dentária.[7] Na década de 1950, a medicina dentária adesiva começou com a técnica de ataque ácido.

Em 1951, o químico suíço Oscar Hagger desenvolveu a primeira molécula de dimetacrilato, que permitia uma matriz polimerizada cruzada. O primeiro produto dentário a utilizar o dimetacrilato, mais durável e estável em termos de cor, foi produzido em 1964, mas não foi aceite pelos clínicos.

Em 1955, Michel Bunonocore publicou um artigo histórico que descrevia um método simples para aumentar a adesão das obturações acrílicas ao esmalte.[9]

Em 1962, R. L. Bowen levou à invenção dos compósitos, o que tornou quase obsoleta a utilização de silicato e resina acrílica na medicina dentária estética.[7] Os primeiros compósitos microfill foram desenvolvidos na década de 1980.[8] Na década de 1990, uma sinergia de compósitos e tecnologia de ligação começou a fazer avançar a utilização de compósitos.[10]

O GIC foi desenvolvido em 1968 e foi descrito e designado pela primeira vez por Wilson e Kent em 1971. Em 1985, McLean e Gasser introduziram o Glass Cermet através da sinterização de vidro e pós metálicos para melhorar a resistência ao desgaste e a resistência à flexão

Em 1989, foi introduzido o cimento de ionómero de vidro modificado por resina. Em 1995, foram introduzidos dois novos tipos de compósito fluido e compósito embalável.

Em 1994, foi criada uma resina composta modificada com poliácidos e as primeiras foram designadas por compómeros

O Ormocers, desenvolvido pelo Fraunhofer Silicate Research Institute e produzido a partir de cerâmica orgânica modificada, começou a ser utilizado em medicina dentária em 1998.[11]

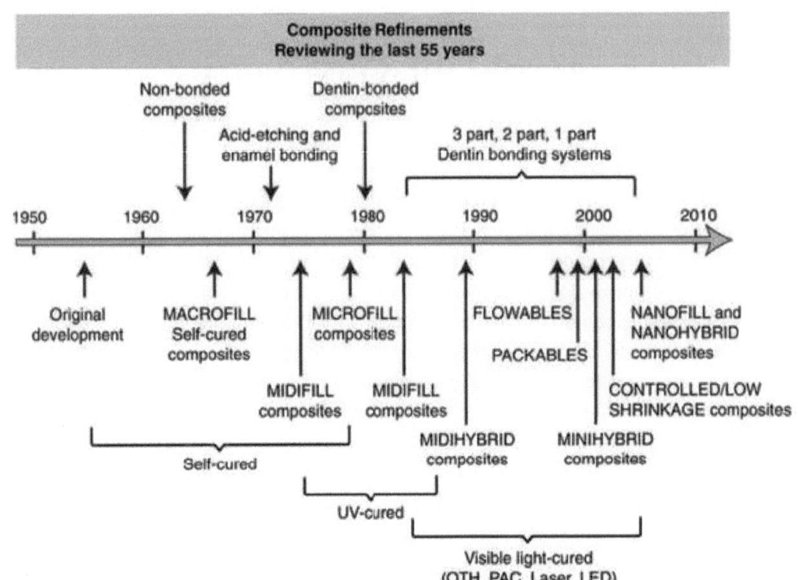

Figura 1: A cronologia do desenvolvimento do compósito dentário

CAPÍTULO 2

Materiais de restauração indirectos

Pouco depois da introdução da porcelana na Europa, no início do século XVIII, Alexis Duchateau, um boticário parisiense, introduziu a cerâmica na medicina dentária quando substituiu com êxito as suas dentaduras de marfim por porcelana.

A utilização de materiais cerâmicos em medicina dentária começou no final do século XVIII.

O Dr. Charles land introduziu uma das primeiras coroas de cerâmica na medicina dentária em 1903.

Em 1908, Byram descreve as utilizações da porcelana fundida para inlays e onlays em dentes posteriores e facetas em dentes anteriores.

Para reduzir o risco de microfissuras internas durante a fase de arrefecimento do fabrico, a coroa de porcelana fundida em metal (PFM) foi desenvolvida no final dos anos 50 por Abraham Weinstein.

Em 1963, a Vita Zahnfabrik introduziu a primeira porcelana comercial destinada a PFMs. Em 1965, W. McLean e T.H. Hughes introduziram uma coroa de cerâmica com núcleo de alumínio dentário[11]. Adir e Grossman (1984) demonstraram uma melhoria em todos os sistemas cerâmicos de vidro (Dicor).

O primeiro inlay de cerâmica produzido no lado da cadeira com base numa unidade CAD-CAM (Cerec-1, Siemens) foi introduzido em 1985.

Em meados dos anos 90, a Nobel Biocare introduziu o núcleo Procera® AllCeram, que foi a primeira subestrutura de desenho assistido por computador/fabricação assistida por computador (CAD/CAM).

Em 1992, foi comercializada a Duceram LFC (low fussing ceramic). Em 1994, foi introduzida a segunda geração do sistema Cerec, ou seja, o CEREC-2.

Em 1998, o Authentic®, um material cerâmico de segunda geração, de baixa fusão e alta expansão, reforçado com vidro de leucite, foi introduzido no mercado europeu em 1998 pela Ceramay GmbH & Co e, mais tarde nesse ano, foi introduzido no mercado dos EUA pela Microstar. A terceira geração do sistema Cerec, ou seja, o CEREC-3, foi introduzida em 2000.

IPS emax Press (Ivoclar Vivadent), introduzida em 2005.

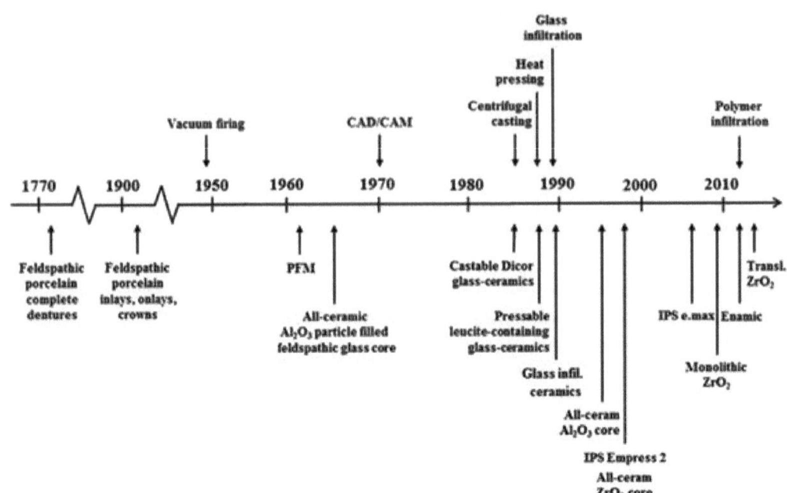

Figura 2: A cronologia do desenvolvimento da cerâmica dentária e das suas tecnologias de processamento tecnologias.

TIPO DE MATERIAIS ESTÉTICOS

Estão disponíveis muitos tipos diferentes de materiais de restauração esteticamente corretos. O operador tem de escolher os materiais mais adequados com base na durabilidade, no custo, na estética, no tempo de utilização na cadeira e na facilidade de utilização.

Classifica-se, em termos gerais, como

A. Material de restauração direta.

B. Material de restauração indireta.

> **Material de restauração direta:-**

A restauração de uma pequena porção de dente pode ser facilmente realizada concebendo uma preparação de dente com caraterísticas de retenção e restaurando-a com um material que pode ser adaptado à estrutura do dente e moldado para recriar os contornos anatómicos normais. Estes materiais são designados por materiais de restauração direta.

Inclui:-

1. Cimento de silicato
2. Resina acrílica
3. Cimento de ionómero de vidro
4. Ionómero de vidro modificado por resina
5. Resina composta
6. Compómero
7. Giomer
8. Ormocer

> **Material de restauração indireta:-**

Materiais de restauração utilizados para fabricar restaurações no laboratório dentário que depois são colocadas nos dentes; a colocação de materiais indirectos requer geralmente duas ou mais visitas para completar a restauração. Estes materiais são designados por materiais de restauração indirectos.

Inclui:-

1. Composto indireto
2. Cerâmica

MATERIAIS DE RESTAURAÇÃO DIRECTA

1. CIMENTO DE SILICATO:

O cimento de silicato é o primeiro material de obturação translúcido. Foi introduzido em 1878 por Fletcher em Inglaterra. Os primeiros materiais que foram utilizados como materiais estéticos baseavam-se em cimentos de silicato. Devido a problemas de solubilidade, os cimentos de silicato foram substituídos por resinas acrílicas não preenchidas. Embora o cimento de silicato raramente seja utilizado como material de restauração atualmente, o cimento de silicato é discutido porque o CIV evoluiu a partir do cimento de silicato.

COMPOSIÇÃO:-[10]

O pó é composto por vidros solúveis em ácido e o líquido contém ácido fosfórico e o líquido contém ácido fosfórico, água, agentes tamponantes.

O vidro para o cimento de silicato foi fabricado através da fusão de compostos de sílica (SiO_2) 40%, alumina (Al_2O_3) 30%, composto de fluoreto (NaF ou CaF_2) e sal de cálcio a 1400°c para formar um vidro solúvel em ácido. O sal de flúor funde-se a uma temperatura mais baixa e dissolve os outros ingredientes, sendo conhecidos como fluxos cerâmicos.[11]

INDICAÇÃO:-

O cimento de silicato está indicado para pequenas restaurações em dentes anteriores de pacientes com elevada atividade de cárie. [12]

CONTRA-INDICAÇÃO:-

Os cimentos de silicato são contra-indicados em respiradores bucais porque, se a restauração secar, a superfície torna-se pulverulenta e opaca.

PROPRIEDADES:- [8]

Resistência à compressão	180MPa - o cimento de silicato é o mais forte de todos os cimentos.
Cimentos de tração	3.5MPa- é fraco em tensão
Propriedades térmicas	É um bom isolante e o seu coeficiente de expansão térmica é inferior ao do esmalte em relação a outras abordagens de restauração.
Propriedades biológicas	Irritante grave para a polpa. O pH no momento da inserção é de 2 e, mesmo após um mês, permanece abaixo de 7, pelo que é necessária a proteção da polpa com bases e revestimentos.
Solubilidade e desintegração	A restauração de silicato dissolve-se e desintegra-se nos fluidos orais. A vida média de uma restauração de cimento de silicato é de aproximadamente 4 anos.
Propriedades anticariogénicas	O impressionante potencial anticariogénico do cimento de silicato confirma a capacidade dos iões F- para inibir a desmineralização e o papel do cimento libertador de flúor para servir como material de restauração direta. A concentração de flúor de 5 ppm ou mais é mantida na região imediata de uma restauração para inibir a cárie secundária.
Adesão	O material não aderiu à estrutura dentária, pelo que foi necessária uma retenção mecânica na preparação dos dentes.

VANTAGENS-:

1. Manipulação fácil
2. Anticariogénico:- a libertação de flúor leva a uma menor probabilidade de desenvolvimento de cáries.
3. Bom isolante.

DESVANTAGENS:-

1. Irritação pulpar devido ao pH baixo (5- 3,5)
2. É frágil e tem fracas propriedades mecânicas.
3. Encolhimento aquando da fixação.
4. Descoloração
5. Elevada solubilidade e desintegração.

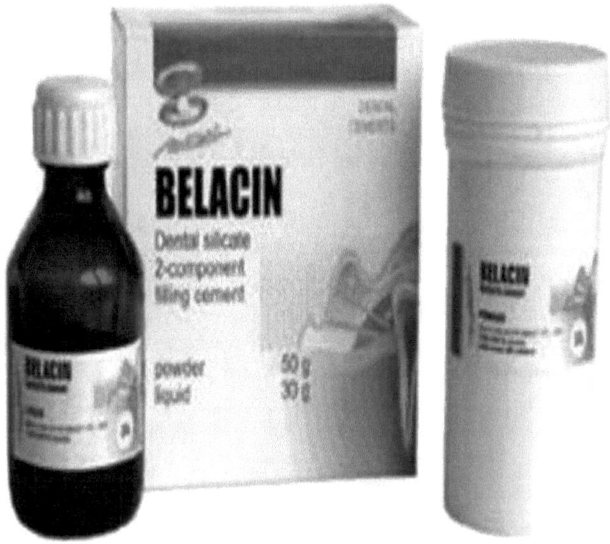

Figura 3: Cimento de silicato

2. CIMENTO DE IONÓMERO DE VIDRO

- Classificação
- Composição
- Química do ambiente
- Propriedades físicas
- Propriedades gerais
- GIC modificado com resina
- GIC modificado com poliácidos
- Giomer
- CPP-ACP com GIC
- Zircónia com GIC
- GIC modificado com nanobiocerâmica
- Amalgómero

CAPÍTULO 3

CIMENTO DE IONÓMERO DE VIDRO

O ionómero de vidro foi introduzido na profissão há 25 anos e demonstrou ser um complemento muito útil para a dentisteria de restauração. Mais de 40 anos de experiência clínica com o ionómero de vidro demonstraram que é um material versátil, simples de manusear e relativamente tolerante a variações nas técnicas clínicas (**Mount,1994**)[13]

A origem do cimento de ionómero de vidro reside numa mudança de atitude relativamente às qualidades exigidas a um material dentário. O CIV foi desenvolvido na década de 1970 para melhorar o desempenho clínico em comparação com os cimentos de silicato e para reduzir o risco de lesões pulpares.

GIC é o nome genérico dos materiais baseados na reação entre o pó de vidro e o ácido poliacrílico. Segundo a Philips, o ionómero de vidro é definido como um cimento que endurece na sequência de uma reação ácido-base entre o pó de vidro de fluoroaluminossilicato e uma solução aquosa de ácido poliacrílico! De acordo com o Sturdevant's

-Os ionómeros de vidro são materiais constituídos por matrizes poliméricas ligadas por cruzamento de iões que envolvem partículas de enchimento de reforço de vidro!

Os cimentos de ionómero de vidro pertencem à classe de materiais conhecidos como cimentos ácido-base. Baseiam-se no produto da reação de ácidos poliméricos fracos com vidros em pó de carácter básico[15].

Classificação do ionómero de vidro :-[15],[16]

I. **Com base nas suas aplicações clínicas**, os GIC podem ser classificados em: -[13]

Tipo I : Cimento de cimentação

Tipo II: Materiais de restauração

Tipo II a : Cimentos de restauração estéticos

Tipo II b : Cimentos de restauração reforçados

Tipo III : Cimentos de revestimento, Base.

Tipo IV : Cimentos de selagem de fissuras

Tipo V : Cimentos ortodônticos

Tipo VI : Cimentos para a construção de núcleos

Tipo VII: Libertação de fluoretos

Tipo VII: ART (técnica de restauração atraumática)

Tipo IX : Dentes decíduos

II. **Com base na forma de poliácido pré-misturado** :-

1) **Hidroso:** No ionómero de vidro hidratado, todo o ácido poliacrílico se encontra no componente líquido do material de ionómero de vidro.

2) **Anidro:** No ionómero de vidro anidro, o ácido poliacrílico é seco por congelação ou vácuo e adicionado ao componente de pó de vidro, sendo depois misturado com água ou ácido tartárico para reconstituir o ácido poliacrílico.

3) **Semi-hidratados:** Os ionómeros vítreos semi-hidratados contêm ácido poliacrílico tanto no líquido como no pó; normalmente têm uma quantidade intermédia de ácido tartárico no líquido.

Cimento de ionómero de vidro convencional

O primeiro ionómero de vidro foi introduzido por Wilson e Kent em 1972 como -novo material de obturação dentária translúcido![16]

O termo -ionómero de vidro! foi-lhes aplicado na primeira publicação, mas não era rigorosamente correto. O nome correto para eles, de acordo com a Organização Internacional de Normalização, era -cimento de polialkenoato de vidro! (incluindo o hífen) é reconhecido como um nome trivial aceitável, e é amplamente utilizado na profissão dentária.[17]

Os cimentos de ionómero de vidro derivaram da investigação básica sobre cimentos de policarboxilato de zinco realizada no Laboratory of Government Chemist em Londres durante o início da década de 1960. O primeiro GIC disponível no mercado foi o ASPA da DeTrey em 1975, constituído por um pó de vidro com elevado teor de flúor recentemente sintetizado e um copolímero de ácido acrílico e itacónico que provou ser estável indefinidamente numa solução aquosa a 50%.

Composição:-

Existem três ingredientes essenciais para o cimento de ionómero de vidro, nomeadamente o ácido polimérico solúvel em água, o vidro básico (lixiviável por iões) e a água.

A. Um pó de vidro inorgânico é um vidro de fluoroaluminossilicato de cálcio solúvel em ácido, de granulometria variável em função da utilização pretendida, que reage com matérias-primas poliacríticas fundidas num vidro uniforme por aquecimento a uma temperatura de 1100° a 1500° c.

B. Ácido polialquenóico ou poliácido, geralmente ácido poliacrílico numa concentração de cerca de 40% a 50% ou copolímeros de ácido acrílico e outros ácidos monoméricos, ácido itacónico ou ácido tricarboxílico.

C. Água , e

D. Ácido tartárico para modificar a reação de formação do cimento para melhorar a manipulação, prolongando assim o tempo de trabalho e encurtando o tempo de endurecimento.

Definição Reação:

Pensa-se que os líquidos de copolímeros poliácidos se ligam através de uma interação iónica entre as cadeias de poliácidos carregadas negativamente da matriz de ionómero e o cálcio carregado positivamente na superfície do dente.

Os poliácidos também formam ligações de hidrogénio e sofrem troca iónica no colagénio e nos componentes inorgânicos da estrutura do dente, particularmente no cálcio, carboxilato e fosfato; ligam-se quimicamente ao material de restauração e à estrutura do dente. Ao contrário da maioria dos sistemas de ligação de resina, estes sistemas à base de poliácidos são hidrofílicos e podem manter a sua ligação na presença de humidade.[18]

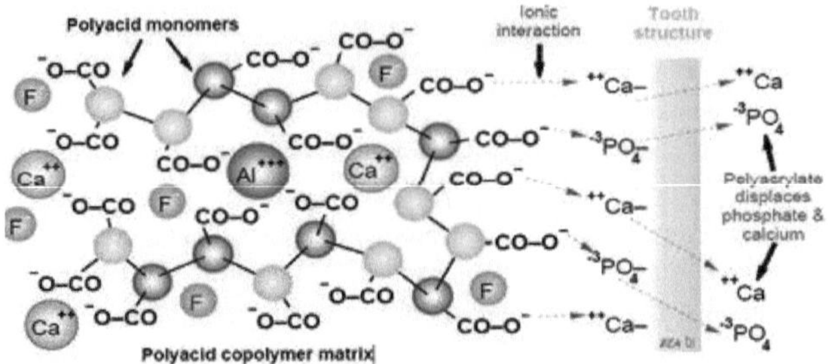

Figura 4: Mecanismo pelo qual os copolímeros de poliácidos se ligam ionicamente às cargas de vidro e à estrutura dentária.

Propriedades físicas:

As propriedades físicas dos cimentos de ionómero de vidro são influenciadas pela forma como o cimento é preparado, incluindo a sua relação pó: líquido, a concentração do poliácido, a dimensão das partículas do pó de vidro e a idade dos espécimes[19].

Wilson e McLeanl e Smith et al indicaram que existe uma alteração nas propriedades mecânicas dos cimentos de ionómero de vidro com o tempo.

1) **Resistência à tração:** - Os GIC têm baixa resistência à tração e a resistência clínica à fratura restringe a sua utilização a situações de baixa tensão.

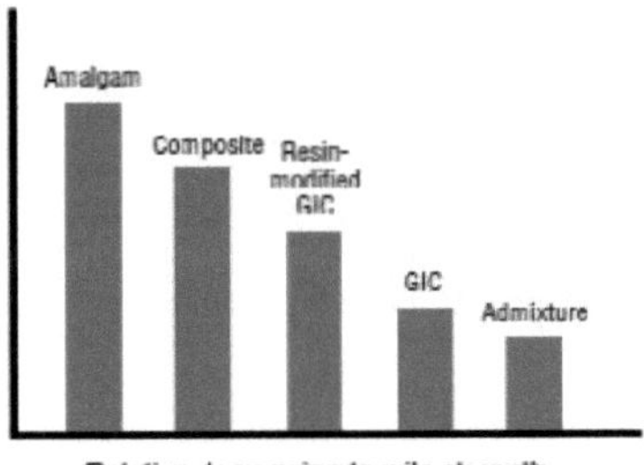

Figure 4: Resistência média à tração dos materiais de construção de coroas. GIC = cimento de ionómero de vidro.

2) **Propriedades de desgaste:-** O GIC tem propriedades de desgaste elevadas em comparação com a amálgama ou compósitos.

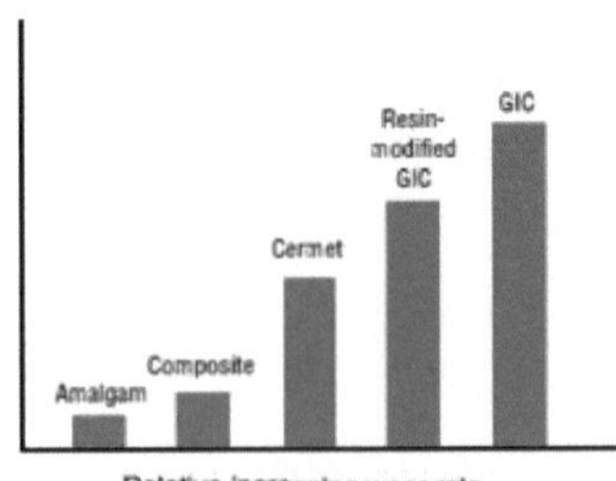

Figura 6: Gráfico de barras que ilustra a diferença no desgaste oclusal simulado entre a amálgama,

um compósito, um cimento de ionómero de vidro modificado por resina, um cimento de ionómero de vidro e um
cermet de prata. GIC = cimento de ionómero de vidro.

3) Resistência à compressão: - A resistência à compressão do GIC é ligeiramente inferior à do
cimentos de silicato, mas é significativamente mais elevado do que os cimentos de fosfato de zinco[20],[21].

Propriedades / Cimentos de restauração	Resistência à compressão (MPa)	Resistência à tração (MPa)
Cimento de silicato	180	3.5
Cimento de ionómero de vidro (Tipo II)	150	6.6

4) Propriedades térmicas:- As propriedades térmicas do GIC são quase ideais, o que talvez contribua para o bom selamento marginal das restaurações de GIC.

Propriedades gerais do cimento de ionómero de vidro

a) **Biocompatibilidade:-** A resposta pulpar do GIC é melhor do que a de outros cimentos de restauração. O GIC também responde melhor aos tecidos periodontais e é capaz de reduzir o biofilme subgengival em comparação com as restaurações de resina composta; a biocompatibilidade global do GIC foi atribuída à natureza fraca do ácido poliacrílico com macromoléculas de elevado peso molecular, que tem tendência para se ligar ao cálcio do dente. O GIC recém-preparado é responsável pela sensibilidade devido ao seu pH inicial baixo, mas o efeito é reduzido com o aumento do tempo após a presa[22].

b) **Libertação de flúor:-** Uma das propriedades importantes que os CIV partilham com os cimentos de silicato é a libertação de iões de flúor ao longo da vida da restauração[16]. A libertação sustentada e a longo prazo de flúor, especialmente nos espaços marginais entre o material de limagem e o dente, ajuda a prevenir a cárie secundária dos tecidos dentários[18]. Assim, o CIV pode ser considerado como um reservatório de flúor no ambiente oral (Forsten, 1993). [23]

Os GIC convencionais libertam até 10 ppm e uma libertação constante a longo prazo de 1-3 ppm até 8 anos. Esta capacidade de libertar e armazenar flúor faz do GIC uma excelente escolha de materiais de restauração no tratamento de pacientes com elevado risco de cárie. A libertação de flúor ocorre principalmente nas primeiras 24-48 horas, mas diminui e estabiliza ao longo do tempo, embora possa ocorrer durante toda a vida da restauração clínica, com a possível reintrodução de iões de flúor.

A libertação de fluoreto do ionómero de vidro aumenta em condições ácidas. Além disso, estes cimentos são capazes de contrariar essa acidez, aumentando o pH do meio externo. Este processo foi designado por tamponamento e pode ser clinicamente benéfico porque pode proteger o dente de mais cáries

Recarga de cimentos de ionómero de vidro:-

As pastas de dentes com flúor e as soluções tópicas de flúor neutro podem repor o flúor no ionómero de vidro. O potencial de recarga do ionómero de vidro tem sido referido como o "efeito de reservatório". II O ionómero de vidro liberta fluoreto de um reservatório contido no enchimento de ionómero de vidro não reagido da matriz. Uma vez esgotado o reservatório, este pode ser recarregado, normalmente com uma aplicação tópica de flúor num gel, num enxaguamento ou numa pasta de dentes. Os clínicos têm tido sucesso a longo prazo utilizando aplicações frequentes de flúor neutro para repor o flúor em restaurações de ionómero de vidro de indivíduos com elevado risco de cárie.

O teor de fluoreto de um ionómero de vidro é muito superior ao teor normal de fluoreto de um dente. Através da troca iónica, os iões de flúor difundem-se da área de elevada concentração (no cimento) para a área de menor concentração (o dente).

Com o tempo, o teor de flúor do dente e do ionómero de vidro atingem o equilíbrio. Devido ao seu elevado teor de flúor, é provável que a superfície do dente sob um ionómero de vidro permaneça livre de cáries durante toda a vida útil da restauração.

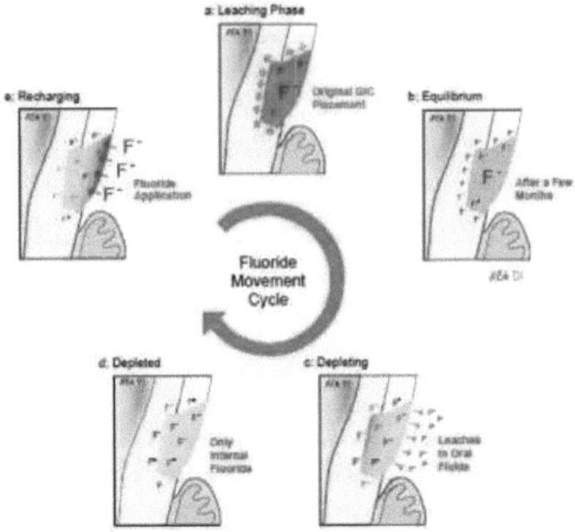

Figura 7: *Equilíbrio de fluoreto entre o ionómero de vidro e o dente:* ***A- Os iões*** *de flúor de um ionómero de vidro lixiviam para o dente,* ***B- O flúor*** *na restauração e no dente atingem o equilíbrio,* ***C-*** *A saliva retira o flúor do dente e da restauração,* ***D-*** *Tanto o dente como a restauração ficam sem flúor,* ***E-*** *Uma aplicação tópica de flúor recarrega o cimento.*

c) **Adesão à estrutura dentária:** - A adesão do ionómero de vidro à superfície do dente é uma vantagem clínica importante. Ao contrário das resinas adesivas, que se ligam micromecanicamente ao esmalte e à dentina, o GIC liga-se quimicamente à estrutura dentária desmineralizada através de um mecanismo de troca iónica.

A adesão do CIV ao dente pode ser considerada como resultado de dois mecanismos inter-relacionados, tais como o encravamento micromecânico e a verdadeira ligação química. O intertravamento micromecânico ocorre através da formação de curtos "tags" de cimento na superfície da dentina e também de uma fina camada híbrida entre as fibrilas de colagem revestidas com hidroxilappetita na superfície do dente e a superfície do CIV recém-colocado. A verdadeira ligação química envolve a formação de uma ligação iónica entre os grupos funcionais de carboxilato na molécula de ácido polialquenóico e os iões de cálcio na superfície de hidroxiapetite.

A superfície dentária é preparada para a colagem por condicionamento, um processo que envolve o tratamento da superfície dentária recém-cortada com uma solução aquosa de ácido poli(acrílico) a 37% durante 10-20 s, seguido de enxaguamento. Esta técnica remove a camada de smear layer e abre os túbulos dentinários, além de desmineralizar parcialmente a superfície do dente. Isto leva a que a área de superfície aumente e permita a fixação micromecânica.

d) **Sensível à humidade:** - A sorção precoce de água provoca o inchaço dos materiais imaturos e a dissolução dos componentes reactivos, enquanto a desidratação permite a perda de alguns dos componentes críticos para a continuação da reação de presa, o que resulta na interrupção da reação de presa e em propriedades inaceitáveis, tais como fissuras e fendas e perda de translucidez, pelo que o GIC deve ser protegido contra a dessecação durante a colocação. Se o GIC for corretamente colocado, as micro-fugas entre a restauração e a parede da cavidade serão reduzidas. Isto, por sua vez, assegura a ausência de sensibilidade pós-operatória quando o GIC é utilizado como base sob um compósito.

Vantagens:-[19]

1. Formar uma substância rígida na fixação
2. Boa libertação de flúor (bacteriostático, inibe as cáries)
3. Reação pouco exotérmica na presa
4. Menor retração do que as resinas de polimerização
5. Coeficiente de expansão térmica semelhante ao da dentina
6. Sem monómeros livres
7. Estabilidade dimensional a alta humidade
8. Ligação química entre o material de enchimento e a matriz
9. Resistente a micro-fugas
10. Não irritante para a polpa
11. Boa integridade marginal
12. Aderem quimicamente ao esmalte e à dentina na presença de humidade
13. Componente de fluoreto recarregável
14. Boa aderência ao esmalte e à dentina
15. Elevada resistência à compressão

Desvantagens

1. Suscetível de desidratação ao longo da vida
2. Sensibilidade à humidade na colocação
3. Fraca resistência à abrasão
4. Estética média
5. Menor resistência à tração do que os compósitos
6. Relação pó-líquido e mistura sensíveis à técnica
7. Menos estável em termos de cor do que as resinas
8. Contraindicado para restaurações de Classe IV ou outras restaurações de suporte de tensão
9. Fraca resistência aos ácidos.

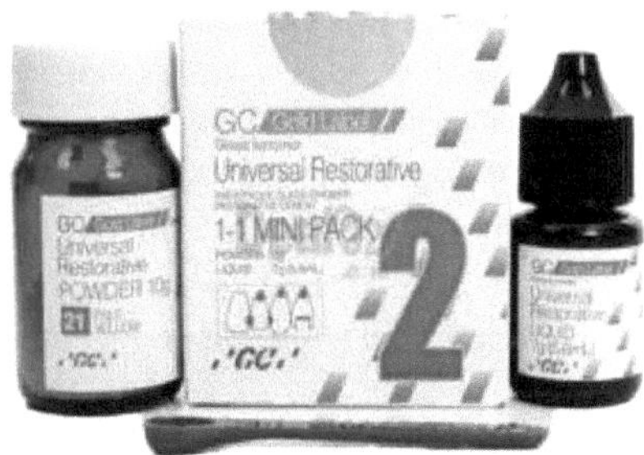

Figura 8: Cimento de ionómero de vidro convencional

Ionómeros de vidro modificados por resina

Um avanço importante na tecnologia dos ionómeros de vidro que influenciou a medicina dentária foi o desenvolvimento dos sistemas de ionómeros de vidro modificados com resina. Os ionómeros de resina evoluíram dos esforços dos fabricantes para melhorar os ionómeros de vidro tradicionais através da adição de componentes de resina[19].

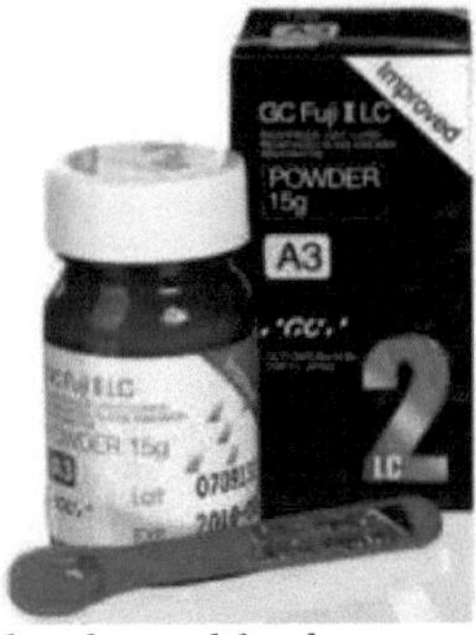

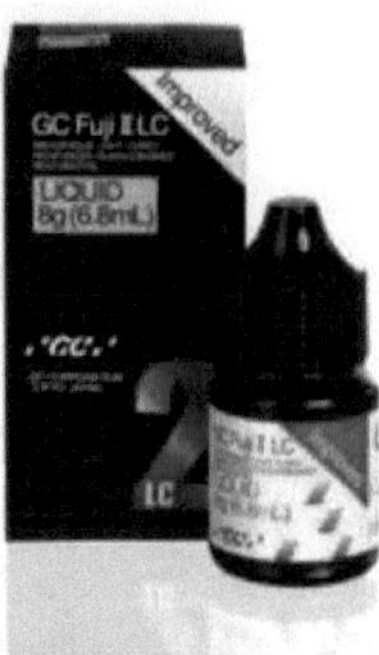

Figura 9: *Ionómero de vidro modificado com resina*

Os cimentos de ionómero de vidro modificados por resina, também conhecidos como cimentos híbridos de ionómero de vidro, são ionómeros de vidro em que as porções da matriz dos materiais sofrem uma reação ácido-base e uma reação de polimerização[15]. Foram introduzidos para ajudar a ultrapassar os problemas de sensibilidade à humidade e baixa resistência mecânica inicial associados ao cimento de ionómero de vidro convencional.

Estes materiais foram introduzidos na profissão dentária em 1991 como revestimentos. O primeiro ionómero de vidro modificado com metacrilato introduzido foi o Vitrebond Liner/Base (3M Dental Products) como um sistema de duas partes pó-líquido.

Composition:-[22],[23]

As formas mais simples de cimentos de ionómero de vidro modificados com resina contêm os mesmos componentes essenciais que o ionómero de vidro convencional (pó de vidro básico, água, poliácido), mas também incluem um componente monómero e um sistema iniciador associado. O monómero é tipicamente metacrilato de 2-hidroxietilo (HEMA) ou Bis-GMA em líquido de ionómero de vidro convencional e o iniciador é a canforoquinona

Parte do componente de água do GIC convencional é substituído por uma mistura de água/HEMA. Foram desenvolvidos materiais mais complexos através de modificações de poliácidos com cadeias laterais que podem ser polimerizadas por um mecanismo de fotopolimerização. Até 18-20% de resinas adicionais são adicionadas ao líquido e, dependendo do rácio pó/líquido da mistura, cerca de 4-5% da massa final de cimento pode ser considerada como resinas extra, sendo então possível fotopolimerizar, resultando numa reação de endurecimento imediato nas resinas que protegerá a reação ácido-base em curso no cimento[24].

Reação de definição:-

Diz-se que a reação do GIC modificado com resina tem um mecanismo duplo, ou seja

- Polimerização-Convencional ionómero de vidro não inclui um resina polimerizante; por conseguinte, os filamentos da sua matriz de poliácidos não podem estabelecer ligações cruzadas covalentes. O ionómero de vidro modificado com resina implica a polimerização, porque o seu líquido contém HEMA e ácido poliacrílico, com ou sem grupos metacrílicos pendentes.

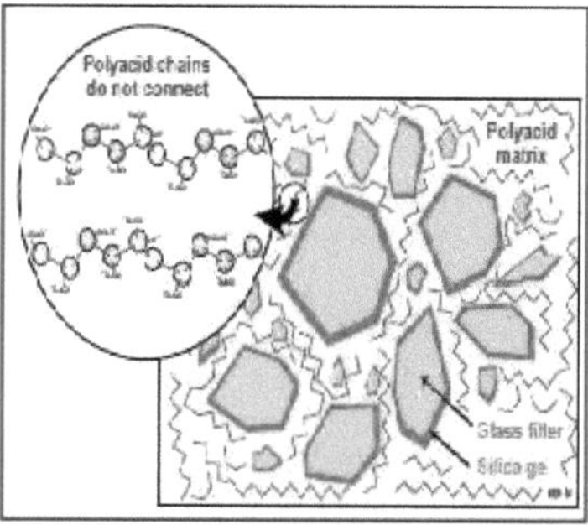

***Figura 10.1**: Representação esquemática da relação entre um polímero poliácido e uma carga vítrea de uma restauração convencional de cimento de ionómero de vidro (vista em corte transversal). Note-se que os polímeros permanecem individuais e não estão ligados covalentemente.*

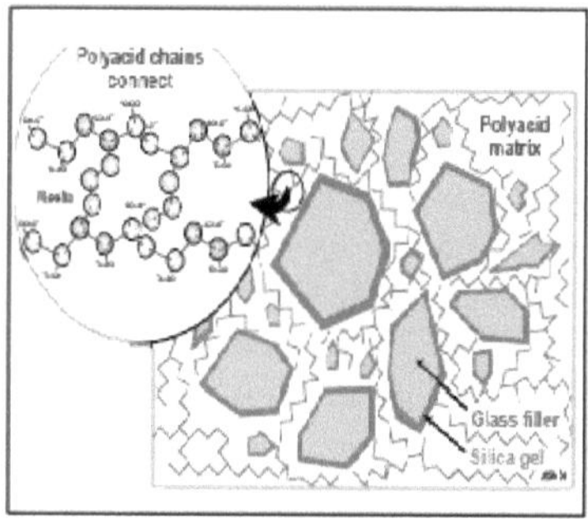

***Figura 10.2:**. Representação esquemática da relação entre um polímero poliácido e uma carga de vidro de um ionómero de vidro modificado por resina monopolimérica (vista em corte transversal).*

- **Sistemas fotoinitadores** - Ocorre uma reação de presa fotoiniciada quando os grupos metacrilato são enxertados na cadeia de ácido poliacrílico e nos grupos metacrilato do HEMA. A reação de endurecimento começa quando o pó e o líquido são misturados e expostos à luz. A fotoactivação pode afetar as propriedades finais do material, dependendo da força do ionómero de vidro
curar.

> <u>Sistemas de cura dupla</u>:

Os sistemas de cura dupla são semelhantes aos sistemas de cura com luz, exceto que têm iniciadores químicos adicionais para polimerizar os seus componentes de metacrilato. Isto permite-lhes sofrer polimerização sem luz. Estes materiais são mais frequentemente utilizados como agentes de cimentação.

Alguns fabricantes incluem adicionalmente um iniciador químico para o HEMA que, juntamente com as reacções fotoiniciadas e ácido-base habituais, produz um sistema de tri-curelagem.

Propriedades do GIC modificado com resina:-

1. **Propriedades físicas:-**[25] Os RMGIC têm melhores propriedades em comparação com os GIC convencionais com:-

- Caraterísticas de fixação melhoradas,
- Maior resistência à tração,
- Aumento da resistência,
- Menor fragilidade,
- Tempo de trabalho mais longo com um grau de controlo sobre o conjunto,
- Baixo módulo de elasticidade,
- Resistência ao ataque aquoso,
- Fixação por fotocura,
- Maior força de ligação.

2. **Adesão:-** A adesão dos RMGIC parece ser feita através do desenvolvimento de uma camada de troca iónica adjacente à dentina. Os RMGIC aderem à dentina da mesma forma que um cimento convencional[26]

3. **Biocompatibilidade:-** Os ácidos poliacrílicos são ácidos fracos, mas a sua elevada massa molecular dificulta a sua penetração através dos túbulos dentinários[20]. O HEMA é capaz de se difundir através da dentina humana e é citotóxico para as células da polpa.

A adesão melhorada à dentina reduz significativamente a fuga marginal na interface dente/restauração, apresentando uma adaptação e selagem substancialmente melhor à cavidade do que o CIV convencional.

4. **Libertação de fluoreto:-** As partículas de pó de vidro contêm até 23% de fluoreto, que é libertado principalmente sob a forma de fluoreto de sódio. Muitos investigadores demonstraram a capacidade do ionómero de vidro para aumentar o teor de flúor no esmalte e na dentina adjacente às restaurações. A absorção de flúor aumentaria a sua resistência à desmineralização ácida e evitaria a formação de cáries à volta das restaurações.

5. **Translucidez:-** O RMGIC proporciona uma melhor translucidez do que o GIC convencional porque a inclusão do monómero faz com que o índice de refração do líquido se aproxime do da partícula[27].

6. **Retração**:- A polimerização resulta num maior grau de retração após o endurecimento; um teor mais baixo de água e de ácido carboxílico reduz a capacidade do cimento para molhar os substratos dentários, o que aumenta consideravelmente a microinfiltração em comparação com o CIV convencional.

Indication:-[28],[29]

1. Em restaurações de Classe I, Classe II e Classe III, todas principalmente na dentição primária, restaurações de Classe V
2. Como forros e bases
3. Como selantes de fissuras
4. Como agentes de ligação para brackets ortodônticos

Contraindicação:-

1. Não recomendado para a técnica ART devido à necessidade de utilizar lâmpadas de cura eléctricas.

Compósitos de resinas modificadas com poliácidos (Compômeros)

Os compósitos de resina modificada com poliácidos, que são mais conhecidos pelo nome - Compômeros, tentam combinar as melhores propriedades dos ionómeros de vidro e das resinas compostas.[30]

Em relação ao RMGIC, os compómeros apresentam boas caraterísticas de manuseamento, têm uma estética aceitável e libertam fluoreto; proporcionam um bom selamento marginal (Burgess & outros, 1996; Chung & outros, 1998)

O primeiro compómero, introduzido em 1993, foi o Dyract (Dentsply, Konstanz, Alemanha). Uma delas foi a adição de flúor e a outra foi a utilização de uma partícula mais pequena. O material seguinte introduzido foi o Compoglass (Vivadent, Amherst, Nova Iorque), e outros fabricantes seguiram-no rapidamente com produtos semelhantes, incluindo o Hytac (ESPE)[31]

Composição:-

O compómero é normalmente fornecido como uma pasta única, material fotopolimerizável para aplicação em restaurações. É constituído por partículas de vidro de silicato, fluoreto de sódio e monómero modificado com poliácidos, sem qualquer água. É sensível à humidade, pelo que é frequentemente embalado numa bolsa à prova de humidade[32].

Química:-

Como proposto por Krejci (1992), o acrónimo -Compomerl foi criado pela combinação das palavras composite e glass-ionomer.

Os compómeros são resinas hidrofóbicas que contêm cadeias laterais de poliácidos que estão ligadas a um ou mais dos seus monómeros de metacrilato. Baseiam-se principalmente no mecanismo de polimerização radical livre iniciado pela luz para a cura. Estes materiais podem ser considerados como resinas compostas de baixa libertação de fluoreto. As cargas incluem um vidro reativo de aluminofluoro-silicato (utilizado no ionómero de vidro).

O monómero ioniza-se ao absorver água durante os dias e semanas após a fotopolimerização. Os iões de hidrogénio libertados reagem então com a carga de vidro para iniciar uma reação ácido-base. Ocorre também uma reticulação iónica e o flúor é libertado.[16]

Propriedades dos compómeros :-[33]

1. **Nroneridades físicas:-** A resistência à flexão é muito superior à do GIC, baixo desgaste e degradação química, elevada resistência de ligação
2. **Adesão:-** Os compómeros têm uma adesão nominal à estrutura dentária e, por isso, são sempre fixados com agentes de ligação resina-dentina.
3. **Libertação de flúor:-** A quantidade de flúor libertada pelos compómeros é pequena quando comparada com o GIC, no entanto, a absorção de flúor do esmalte adjacente à restauração de compómero foi considerada quase tão grande como a do GIC.
4. As propriedades físicas de um compómero diminuem à medida que a água é absorvida. Nalguns materiais, esta diminuição pode atingir 50%, deixando um material inferior em termos de resistência.
5. As propriedades estéticas, a radiopacidade e a biocompatibilidade são consideradas boas.

Vantagens dos compómeros

1. Não é necessário misturar
2. Fácil de colocar
3. Fácil de polir
4. Boa estética
5. Excelente manuseamento
6. Menos suscetível à desidratação
7. Radiopaco
8. Resistências de ligação mais elevadas do que o ionómero de vidro modificado com resina

9. Mais forte do que o ionómero de vidro

Desvantagens dos compómeros:-

1. Agente de ligação necessário
2. Mais fugas do que o ionómero de vidro modificado com resina
3. Expansão da sorção de água ao longo do tempo
4. Desgastam-se mais facilmente do que os compósitos
5. Longevidade difícil de prever devido à enorme variação dos produtos
6. Propriedades físicas mais fracas do que as dos compósitos e que diminuem com o tempo
7. Absorção limitada de flúor

Exemplo de compomers:-

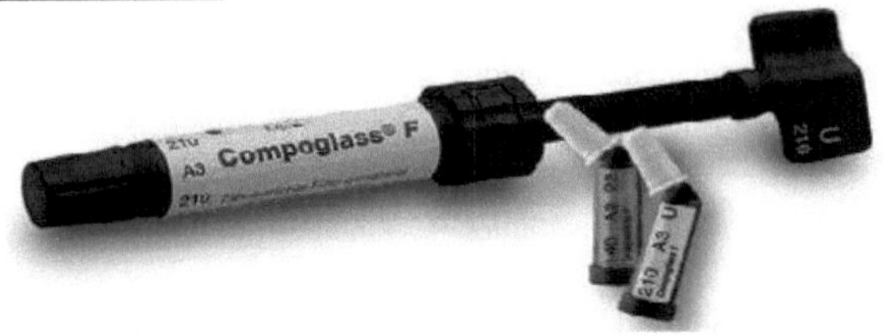

Figura 11: Compoglass (Vivadent-ivoclar)

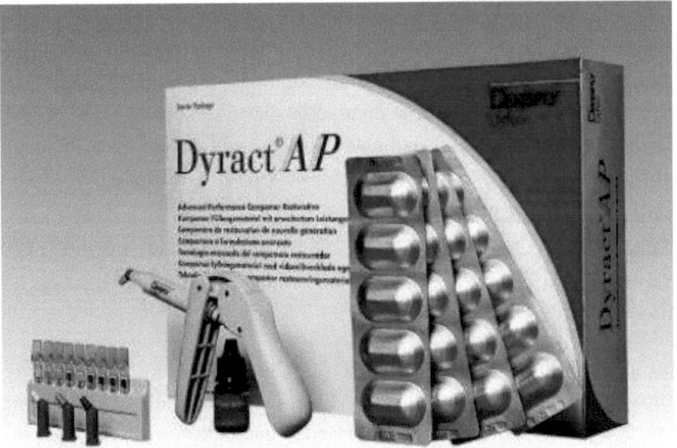

Figura 12: Dyract (Dentsply Caulk, Milford, Delaware

CAPÍTULO 4

GIOMERS

O GIOMER é um novo grupo de materiais de restauração direta e adesivos que inclui ionómero de vidro pré-reagido (PRG) que oferece estética, manuseamento e propriedades físicas das resinas compostas com benefícios adicionais de elevada radiopacidade, efeito antiplaca, libertação de flúor e recarga[34].

O nome "Giomer" é um híbrido das palavras "ionómero de vidro" e "compósito". Para ultrapassar as desvantagens dos compósitos, foi introduzida pela Shofu Inc. (Quioto, Japão), em 2000, uma nova categoria de material de restauração estético híbrido que difere tanto do ionómero de vidro modificado por resina como dos compósitos, conhecido como GIOMERS.[35]

Robert et al. observaram pela primeira vez o facto de o mecanismo de libertação de fluoreto do cimento de ionómero de vidro derivar da sua fase de reação ácido-base entre o vidro de silicato de fluoroalumínio lixiviável e o ácido polialcenóico em matrizes de polialcenato permeáveis, e desenvolveram recentemente uma tecnologia revolucionária de enchimento de ionómero de vidro pré-reagido (PRG)! A libertação de iões de flúor deveu-se à formação da fase de reação ácido-base na superfície do núcleo de vidro. Esta tecnologia PRG foi aplicada ao componente de carga dos materiais compósitos de resina para proporcionar um resultado bioativo que libertava e era recarregado com fluoreto, tal como um cimento de ionómero de vidro tradicional, mantendo simultaneamente as propriedades físicas originais do sistema de compósito de resina.[36]

Propriedades do GIOMER:[37]

1. **Propriedades físicas/propriedades mecânicas :-**

1. Resistência à flexão: 130 Mpa
2. Resistência ao cisalhamento: 12,39 Mpa
3. Dureza Vickers: 62 Hv
4. Resistência ao desgaste: 0,52% em peso
5. Resistência à compressão: 146,265 Mpa
6. Absorção de água: Ao contrário dos ionómeros de vidro e dos compómeros, que requerem a absorção de água após a fotocura para libertar o flúor, os Giomers contêm um núcleo de vidro multifuncional que sofre uma reação ácido-base durante o fabrico e é subsequentemente protegido por uma camada de superfície modificada.
7. Colagem: o agente de colagem de passo único proporciona uma excelente colagem e minimiza as complexidades tecidulares e manipulativas.

2. **Propriedades biológicas:**

1. **Libertação de fluoreto:** os estudos demonstraram que a quantidade de fluoreto total e livre libertada pelo Giomer foi superior à do Compomer e do compósito de resina e concluíram que a extensão da matriz de ionómero de vidro da carga de vidro desempenha um papel importante na libertação de fluoreto e nas capacidades de recarga dos materiais à base de resina.
2. **Libertação de iões e efeito de modulação: As** cargas S-PRG libertam seis iões diferentes, sendo eles Na^+, BO_3^-, Al^+ 3, F^-, Sr^+ 2, SiO_2^-.

Iões libertados por S-PRG Filler		Propriedades bioactivas
Na+	Ião de sódio	Solúvel em água/Induz a função de 5

		outros iões
BO_3^-	Iões de borato	Atividade bactericida/ Promoção da formação óssea, prevenção da adesão bacteriana , propriedades antiplaca
Al^{3+}	Iões de alumínio	Controlo da hipersensibilidade
SiO_2^-	Ião silicato	Calcificação do osso
Sr^{2+}	Ião estrôncio	Efeito de neutralização e tampão ácido, promove a formação de tecido ósseo e calcificação/ Melhora a resistência aos ácidos
F^-	Iões fluoreto	Criação de fluoroapatite, efeito antibacteriano, remineralização em lesões descalcificadas.

Indicações:

1. Restaurações de cavidades das classes III, IV e V
2. Restaurações de cavidades de classe I e seletivamente de cavidades de classe II
3. Restaurações em dentes decíduos
4. Base / revestimento sob restaurações
5. Selante de fissuras
6. Bloqueio do rebaixo
7. Restaurações de porcelana e compósitos fracturados
8. Restauração de erosão cervical e cáries radiculares
9. Reparação de bordos incisais fracturados
10. Folheados e postes
11. Reparações cosméticas diretas
12. Agente de capeamento da pasta

Exemplo

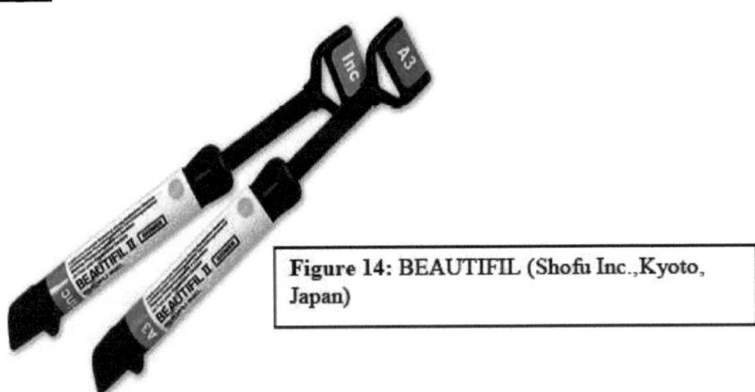

Figure 14: BEAUTIFIL (Shofu Inc.,Kyoto, Japan)

Figura 14: BEAUTIFIL (ShofU Inc., Quioto, Japão)

Zirconomer

Foi desenvolvida uma nova classe de GIC de restauração com maior resistência e durabilidade, apresentando a resistência da amálgama, sendo por isso designada por amálgama branca.

A inclusão de cargas de zircónio no componente de vidro do zirconomer reforça a integridade estrutural do material de restauração e confere propriedades mecânicas superiores para a restauração de dentes posteriores e a proteção e estética do GIC, eliminando completamente os perigos do mercúrio. O ácido polialquenóico e outros componentes foram especialmente processados para conferir uma resistência superior.

A facilidade de mistura e o tempo de trabalho adequado aumentam a sua utilização como material de restauração. A combinação de excelente resistência, durabilidade e libertação sustentada de flúor, torna-o o material de restauração ideal para dentes posteriores.

Indicações:-[39]

1. Cavidades de classe I e II
2. Todas as classes de cavidades em que a radiopacidade é um requisito fundamental
3. Núcleo de preenchimento sob restaurações indirectas
4. Restaurações pediátricas e geriátricas
5. Restauração de amálgama fracturada

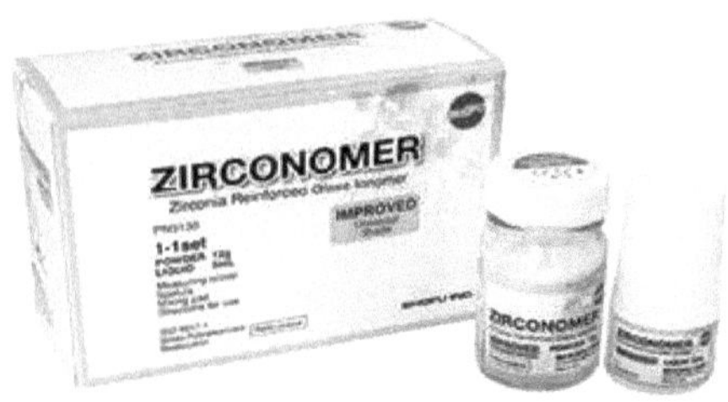

Figura 15: Zirconomer

Amalgómero

A tecnologia de amálgama (cimento de ionómero de vidro reforçado com cerâmica) foi introduzida na dentisteria de restauração para igualar a resistência e a durabilidade da amálgama dentária. O amalgómero apresenta a reação ácido-base convencional do CIV. [40]

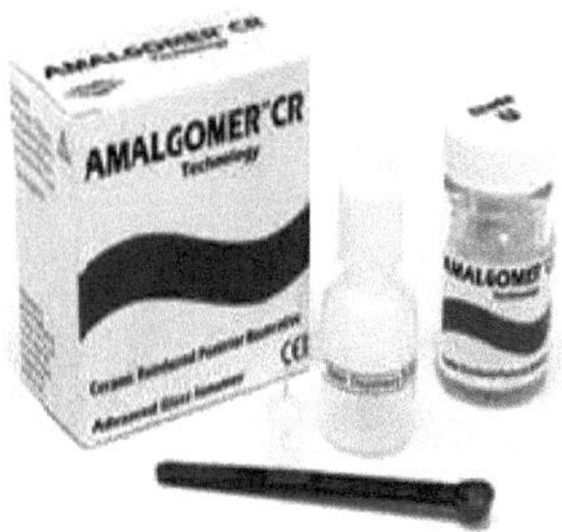

Figura 16: Amalgómero

O produto inclui um componente cerâmico particulado com a intenção de aumentar a sua resistência, supostamente sem sacrificar a aparência ou as caraterísticas gerais do GIC. Apresenta valores mais elevados de resistência à compressão e à tração diametral. Contém um elevado nível de flúor com uma boa estética e uma necessidade mínima de preparação da cavidade. Adere à estrutura dentária, tem uma excelente biocompatibilidade e apresenta todas as vantagens do GIC.

> Caraterísticas do Amalgómero:-.

- Reforço cerâmico
- Desgaste excecionalmente baixo
- Alta radiopacidade
- Excelente para o fortalecimento do núcleo
- Cor de dente universal ou branco
- Adesão natural à estrutura dentária

> **Indicações**

i. Cavidades de Classe I e Classe II
ii. Reparação de um dente restaurado com amálgama ou # restauração
iii. Como base sob restaurações de compósito
iv. Classes de cavidades em que a radiopacidade é a principal preocupação
v. Como núcleo acumulado sob as coroas
vi. Nas superfícies radiculares para localização de sobredentaduras
vii. Substituição temporária a longo prazo da(s) cúspide(s)
viii. Reparação da margem da coroa.

3. Resina composta

> Classificação
> Composição
> Gerações de restauração de compósitos
> Propriedades dos compósitos
> Indicação
> Contraindicação
> Vantagens
> Desvantagens
> Compósitos convencionais
> Compósitos de microenchimento
> Compósitos híbridos
> Compósitos fluidos
> Embalável compoistes
> Compósitos com nanocargas
> Cerómeros
> Ormocerontes
> Compósitos inteligentes
> Silorano

Resina composta

A procura de um material estético ideal para a restauração de dentes resultou em melhorias significativas nos materiais e técnicas estéticas.

Num esforço para melhorar as caraterísticas físicas das resinas acrílicas não filtradas, Bowen, do National Bureau of Standards, desenvolveu uma restauração dentária polimérica reforçada com pó de sílica, designada por compósito.

Composto - Na ciência dos materiais, um sólido formado por duas ou mais fases distintas (por exemplo, partículas de carga dispersas numa matriz polimérica) que foram combinadas para produzir propriedades superiores ou intermédias às dos constituintes individuais! [21]

Compósito dentário Materiais poliméricos altamente reticulados reforçados por uma dispersão de sílica amorfa, vidro, partículas de enchimento cristalinas, minerais ou de resina orgânica e/ou fibras curtas ligadas à matriz por um agente de acoplamento.

Compósito direto - O dente é preparado, gravado, é aplicado adesivo de ligação e o compósito é inserido diretamente na boca.

Compósito indireto- ***-O*** material ***compósito*** é fabricado numa restauração fora da boca e colado no dente preparado.

Classificação:-

A. Classificação com base no tipo de material de enchimento

Classe de enchimento	**Tamanho das partículas**
Macrofillers	10 a 100 pm
Enchimentos pequenos/finos	0,1a 10 pm
Enchimentos intermédios	Das 13 às 22 horas
Minifillers	0,1 a 1 pm
Microfillers	0,01 a 0,1 pm (aglomerado)
Nanoenchimentos	0,005 a 0,1 pm

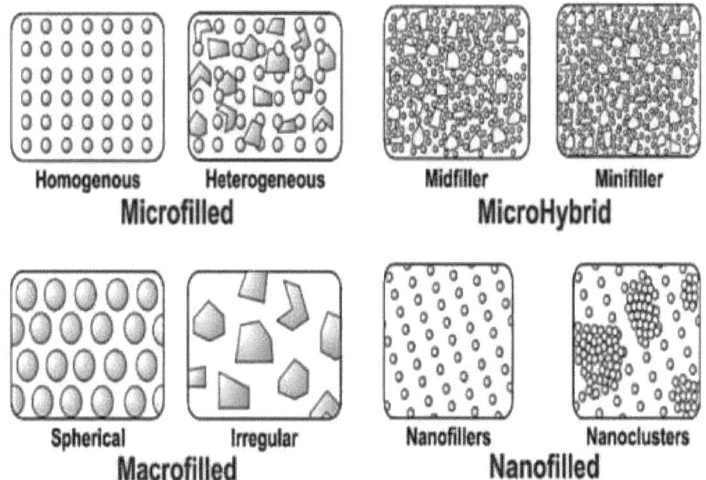

Figura 17: Classificação com base no tipo de enchimento

B. Classificação com base na carga inorgânica

i. Materiais com enchimento pesado: - 75% da carga inorgânica em peso.

ii. Materiais com enchimento ligeiro: - 66% da carga inorgânica em peso.

C. O sistema de classificação dos compósitos baseia-se no tamanho e na distribuição

das partículas de enchimento:-

Classe de compósito	Tamanho das partículas
Tradicional (partículas grandes)	Vidro de 1 a 50 um ou sílica.
Híbrido (partícula grande)	1) Vidro de 1 a 20 polegadas (2) Sílica de 40 nm
Híbrido (preenchido a meio)	1) Vidro de 0,1 a 10 polegadas (2) Sílica de 40 nm
Híbrido (minifilled/ SPF*)	(1) Vidro de 0,1 a 2 mm (2) Sílica de 40 nm
Nanohíbrido	(1) Vidro ou resina de 0,1 a 2 mm (2) Nanopartículas <100 nm
Híbrido embalável	Híbrido com enchimento médio e enchimento mínimo, mas com uma fração de enchimento inferior.
Híbrido fluido	Híbrido de enchimento intermédio com uma distribuição granulométrica mais fina
Microenchimento homogéneo	Sílica de 40 nm
Microenchimento heterogéneo	(1) Sílica de 40 nm (2) Partículas de resina pré-polimerizadas contendo sílica de 40 nm
Compósitos com nanocargas	Sílica <100 nm ou Zircónio Homogéneo independente Nanopartículas ou nanoclusters

D. Classificação de compósitos por caraterísticas de manipulação

i. Compósitos fluidos: Uma modificação do compósito de partículas pequenas e do compósito híbrido resulta nos chamados compósitos fluidos. Tem uma viscosidade mais baixa através de uma carga de enchimento reduzida, o que permite que a resina flua facilmente.

ii. Compósitos condensáveis (embaláveis): Têm uma consistência altamente plástica, semelhante a uma pasta, no estado pré-curado.

E. Classificação com base no método de cura :-

i. Autopolimerizável: fornecido em duas pastas-

- *Iniciador - peróxido de benzoílo*
- *Ativador- N,N dimetil-P-toluidina*

ii. Fotopolimerizável: fornecido sob a forma de pastas simples, contendo

- *fotossensibilizador - canforoquinona*
- *iniciador de aminas - metacrilato de dimetilaminoetilo*

iii. Curado por luz UV: Luz UV para iniciar a polimerização.

iv. Curado pelo calor: é utilizado para fazer partículas de enchimento pré-polimerizadas para compósitos micropreenchidos e restauração indireta de compósitos.

v. Dupla polimerização: combinação de autopolimerização e polimerização por luz.

vi. Fase de cura: o acabamento do compósito pode ser complicado por
materiais duros e totalmente curados. Filtrando a luz da unidade de cura durante uma cura inicial, é possível produzir um material macio, parcialmente curado, que pode ser facilmente

acabado. Posteriormente, o filtro é removido e a cura do compósito é concluída.

COMPOSIÇÃO:-

Os compósitos dentários são constituídos por três componentes principais:

- Um produto altamente reticulado
- ***matriz*** de resina polimérica reforçada por uma dispersão de partículas de vidro, sílica, cristalinas, óxido de metal ou reforço de resina, partículas de enchimento ou suas combinações e/ou fibras curtas, que são ligadas à matriz por ***agentes de acoplamento de*** silano.
- Além disso, os compósitos dentários contêm uma série de outros componentes, incluindo um sistema ***ativador-iniciador*** que é necessário para converter a pasta de resina de um material de enchimento macio e moldável numa restauração dura e durável.

1. Matriz de resina:

A matriz de resina na maioria dos compósitos dentários é baseada numa mistura de monómeros de dimetacrilato aromáticos e/ou alifáticos, como o bis-GMA e o dimetacrilato de uretano, para formar estruturas poliméricas altamente reticuladas, fortes, rígidas e duráveis. Esta matriz forma uma fase contínua na qual o material de enchimento de reforço está disperso. Devido ao grande volume molecular destes monómeros, o encolhimento da polimerização é baixo.

Inicialmente, os metacrilatos foram utilizados como matriz de resina, mas sofrem uma elevada contração de polimerização e uma maior coeficiente de expansão térmica.

O UDMA e o Bis-GMA são altamente viscosos e difíceis de misturar e manipular. Assim, é necessário utilizar proporções variáveis de monómeros de baixo peso molecular altamente fluidos, como o dimetacrilato de trietilenoglicol (TEGDMA).

Infelizmente, estes monómeros diluentes mais pequenos sofrem um maior encolhimento na polimerização, o que anula parcialmente a vantagem da utilização de monómeros grandes, como o bis-GMA. Geralmente, quanto maior for a proporção destes monómeros diluentes, maior será a retração da polimerização e maior será o risco de eventuais fugas nas fendas marginais e os problemas daí resultantes.

2. Enchimentos:

As partículas de carga são mais frequentemente produzidas por moagem ou trituração de quartzo ou vidro para produzir partículas com tamanhos que variam entre 0,1-100 gm. São utilizadas várias cargas minerais transparentes para fortalecer e reforçar os compósitos, bem como para reduzir a contração de cura e a expansão térmica.

Estes incluem o chamado vidro macio e o vidro duro de borossilicato, quartzo fundido, silicato de alumínio, silicato de alumínio e lítio, fluoreto de itérbio e vidros de bário (Ba), estrôncio (Sr), zircónio (Zr) e zinco.

É utilizada uma distribuição de tamanhos de partículas para maximizar a carga (fração de volume de carga). Se o tamanho das partículas for uniforme, por muito apertadas que estejam, existirão espaços entre as partículas.

A quantidade de carga incorporada na matriz de resina é afetada pela área de superfície relativa da carga, se forem inseridas partículas mais pequenas entre as esferas maiores, o espaço vazio pode ser reduzido. Outra vantagem da utilização de partículas pequenas é o facto de melhorarem a estética e a suavidade.

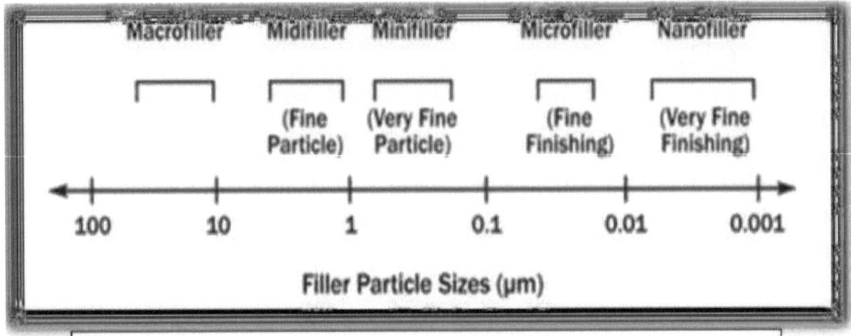

Figura 18: Intervalos de carga do compósito versus tamanho das partículas

> **Funções dos enchimentos:**

Os enchimentos podem proporcionar os seguintes benefícios:

a) Reforço: O aumento da carga de enchimento aumenta as propriedades físicas e mecânicas que determinam o desempenho clínico e a durabilidade, tais como a resistência à compressão, a resistência à tração, o módulo de elasticidade e a tenacidade.

b) Redução da retração/contração da polimerização.

c) Redução da dilatação e contração térmicas

d) Melhorar a trabalhabilidade através do aumento da viscosidade.

e) Diminuição da sorção de água.

f) Aumento da radiopacidade e da sensibilidade de diagnóstico através da incorporação de bário e outros metais.

3. Agente de acoplamento :

A ligação química entre as duas fases do compósito é formada por um agente de acoplamento; este é um composto ativo de superfície difuncional que adere às superfícies das partículas de enchimento e também co-reage com o monómero que forma a matriz de resina.

Isto permite que a matriz polimérica mais flexível transfira tensões para as partículas de carga de módulo mais elevado.

Um agente de acoplamento corretamente aplicado pode conferir propriedades físicas e mecânicas melhoradas e inibir a lixiviação, impedindo a penetração de água ao longo da interface massa-resina.

Embora os titanatos e os zirconatos possam ser utilizados como agentes de acoplamento, os organossilanos - como o Y-metacriloxipropil trimetoxisilano - são utilizados mais frequentemente

4. Ativador - Sistema iniciador :

Tanto os monómeros de monometacrilato como os de dimetacrilato polimerizam através do mecanismo de polimerização por adição iniciado por radicais livres.

Os radicais livres podem ser gerados por **ativação** química ou por ativação energética externa (calor, luz ou micro-ondas)

5. Inibidores :

Os inibidores são adicionados aos sistemas de resina para minimizar ou evitar a polimerização espontânea ou acidental de monómeros.

Um inibidor típico é o hidroxitolueno butilado (BHT), que é utilizado em concentrações da ordem de 0,01% em peso.

Os inibidores têm duas funções:

i. Para prolongar o tempo de armazenamento da resina e

ii. Para garantir um tempo de trabalho suficiente.

6. Modificadores ópticos:

Os compósitos dentários devem ter uma tonalidade visual e uma translucidez semelhantes às propriedades correspondentes da estrutura dentária.

O sombreamento é conseguido através da adição de vários pigmentos, geralmente constituídos por quantidades mínimas de partículas de óxido de metal, tais como dióxido de titânio e óxido de alumínio em quantidades mínimas (0,001% a 0,007% em peso)

.GERAÇÕES DE RESTAURAÇÃO COM COMPÓSITO:-

A. Compósitos de primeira geração -

- Consiste numa fase de reforço de macro-cerâmica.
- Tem uma boa propriedade mecânica.
- Rugosidade superficial mais elevada

B. Compósitos de segunda geração-

- É constituído por sílica coloidal e microcerâmica.
- Baixa resistência
- Coeficiente de dilatação térmica desfavorável
- Resistência ao desgaste melhor do que a primeira geração
- Apresentar uma textura de superfície lisa.

C. Compósitos de terceira geração-

- Compósito híbrido (combinação de macro e micro cerâmicas numa proporção de 75:25)

- Boa suavidade da superfície e resistência razoável

D. Compósitos de quarta geração-

- Compósito híbrido (macro-partículas compósitas de forma irregular e altamente reforçadas, curadas pelo calor, com microcerâmicas (coloidais).
- Caraterísticas de superfície e propriedades mecânicas comparativamente melhores
- Sensível à técnica.

E. Compósitos de quinta geração:

- Compósito híbrido (macro-partículas compósitas esféricas, altamente reforçadas, curadas pelo calor, com microcerâmicas (coloidais).
- Melhoria da trabalhabilidade
- A textura e o desgaste da superfície são semelhantes aos dos compósitos de segunda geração
- Propriedades físicas e mecânicas semelhantes às dos compósitos de quarta geração

F. Compósitos de sexta geração:

- Compósito híbrido (aglomerados de microcerâmicas e microcerâmicas sinterizadas)
- Percentagem mais elevada de partículas de reforço
- Melhores propriedades mecânicas
- Desgaste e textura da superfície semelhantes aos da quarta geração
- Menor retração de polimerização

PROPRIEDADES DOS MATERIAIS COMPÓSITOS:-

1) Coeficiente linear de expansão térmica.

Quanto mais próximo for o LCTE do material do LCTE do esmalte, menor será a probabilidade de criar espaços vazios ou aberturas na junção do material e do dente quando ocorrerem alterações de temperatura. O LCTE dos compósitos melhorados é aproximadamente três vezes superior ao da estrutura dentária.

2) Módulo de elasticidade:

O material compósito microfill com maior flexibilidade pode ter um melhor desempenho em certas restaurações de Classe V do que um compósito híbrido mais rígido.

3) Resistência à compressão :

Os módulos de flexão e compressão dos compósitos microenchidos e fluidos são cerca de 50% inferiores aos valores dos híbridos polivalentes e dos compósitos embaláveis. A dureza Knoop dos compósitos (22-80 kg/mm^2) é inferior à do esmalte. A substituição de Bis-GMA por TEGDMA aumenta a resistência à tração mas reduz a resistência à flexão do material (Asmussen & Peutzfeldt 1998).[41]

4) Resistência ao desgaste-

O tamanho, a forma e o conteúdo das partículas de carga afectam o potencial de desgaste dos compósitos e de outros materiais de restauração da cor dos dentes. A localização da restauração na arcada dentária e as relações de contacto oclusal também afectam o potencial de desgaste destes materiais. A resistência ao desgaste dos materiais compósitos é boa.

5) Absorção de água-

Quando um material de restauração absorve água, as suas propriedades alteram-se e, por conseguinte, a sua eficácia como material de restauração é normalmente diminuída. Os materiais com maior teor de carga apresentam valores mais baixos de absorção de água[5]. A absorção de água dos compósitos com partículas híbridas (5-Hug-mm^3) é menor do que a dos compósitos com partículas microfinas (26-30 Ltg-mm^3)

6) Textura **da superfície-**

O tamanho e a composição das partículas de preenchimento determinam principalmente a suavidade de uma restauração, assim como a capacidade do material para ser acabado e polido. Embora os compósitos de microenchimento ofereçam a superfície de restauração mais suave, os compósitos híbridos também fornecem texturas de superfície que são estéticas e compatíveis com os tecidos moles.

7) Solubilidade:

A solubilidade em água dos compósitos varia de 0,25-2,5 mg/mm^3. Uma intensidade e duração de luz inadequadas podem resultar numa polimerização insuficiente, particularmente a profundidades maiores da superfície. Os compósitos inadequadamente polimerizados têm maior sorção de água e solubilidade.

8) Radiopacidade:

A maioria dos compósitos contém cargas radiopacas, como o vidro de bário, para tornar o material radiopaco. Mas é muito difícil localizar radiograficamente as margens esmalte-compósito devido à relativamente baixa radiopacidade dos compósitos.

Characteristic/ Property	Unfilled Acrylic	Traditional	Hybrid (Small-Particle)	Hybrid (All-Purpose)	Microfilled	Flowable Hybrid	Packable Hybrid	Enamel	Dentin
Size (μm)	—	8–12	0.5–3	0.4–1.0	0.04–0.4	0.6–1.0	Fibrous	—	—
Inorganic filler (vol%)	0	60–70	65–77	60–65	20–59	30–55	48–67		
Inorganic filler (wt%)	0	70–80	80–90	75–80	35–67	40–60	65–81	—	—
Compressive strength (MPa)	70	250–300	350–400	300–350	250–350	—	—	384	297
Tensile strength (MPa)	24	50–65	75–90	40–50	30–50	—	40–45	10	52
Elastic modulus (GPa)	2.4	8–15	15–20	11–15	3–6	4–8	3–13	84	18
Thermal expansion coefficient (ppm/°C)	92.8	25–35	19–26	30–40	50–60	—	—	—	—
Water sorption (mg/cm²)	1.7	0.5–0.7	0.5–0.6	0.5–0.7	1.4–1.7	—	—	—	—
Knoop hardness (KHN)	15	55	50–60	50–60	25–35	—	—	350–430	68
Curing shrinkage (vol%)	8–10	—	2–3	2–3	2–3	3–5	2–3	—	—
Radiopacity (mm Al)	0.1	2–3	2–3	2–4	0.5–2	1–4	2–3	2	1

Figura 19: Comparação das propriedades de diferentes compósitos

9) Encolhimento por polimerização

Os materiais compósitos encolhem enquanto endurecem. Este fenómeno é designado por retração de polimerização. A maioria dos compósitos só pode ser praticamente curada a níveis de 55% a 65% de grau de conversão dos locais de monómeros reactivos. O controlo cuidadoso da quantidade e do ponto de inserção do material e a colocação adequada do condicionador, do primário e do adesivo na estrutura dentária preparada para melhorar a adesão reduzem estes problemas. A retração de cura surge à medida que o monómero é convertido em polímero

E o espaço livre que ocupa diminui (cerca de 20% menos do que entre os monómeros que não reagiram). Por sua vez, esta contração de polimerização produz tensões não aliviadas na resina depois de esta atingir o ponto de gelificação e começar a endurecer 19. A contração de polimerização normalmente não causa problemas significativos com restaurações curadas em preparos com margens de esmalte total. No entanto, quando uma preparação dentária se estende para a superfície da raiz, a contração da polimerização pode (e normalmente acontece) causar a formação de uma lacuna na junção do compósito com a superfície da raiz. Este problema pode ser minimizado com uma técnica adequada, mas provavelmente não será eliminado .

A lacuna em forma de V ocorre porque a força de polimerização do compósito é maior do que a resistência de ligação inicial do compósito à dentina da raiz. A lacuna em forma de V é provavelmente composta por compósito no lado da restauração e dentina hibridizada no lado da raiz.

A retração da polimerização e a tensão resultante podem ser afectadas pela

i. volume total do material compósito,
ii. tipo de compósito,
iii. velocidade de polimerização,
iv. rácio de superfícies coladas/não coladas ou a configuração da preparação do dente

As consequências deste processo foram analisadas pela primeira vez por Feilzer e outros e descritas em termos de rácio - Fator de configuração ou fator C da área de superfície das paredes fixas que delimitam uma preparação dentária em relação às paredes não delimitadas.[(24)] O fator C é o rácio entre as superfícies ligadas e as superfícies não delimitadas, ou livres, numa preparação dentária.

. Quanto mais elevado for o fator C, maior é o potencial de rutura das ligações de efeitos de polimerização[5]. Os factores C para restaurações dentárias variam tipicamente entre 0,1 e 5,0 com valores mais elevados (>1,5)

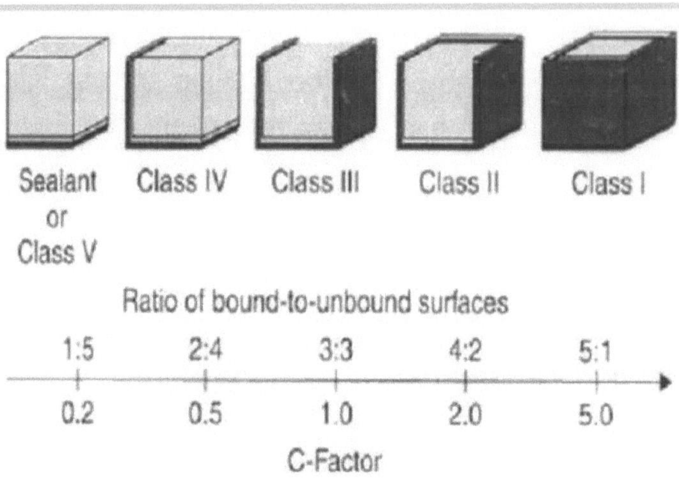

Figura 19: Fator C

10) Sensibilidade pós-operatória:

As causas reais deste acontecimento são pouco estudadas, mas a hipótese é que se devem a

i. Difusão marginal de espécies que incluem o fluxo de fluido dentro da dentina,

ii. Alterações dimensionais da restauração.

A contração resultante do encolhimento da polimerização ou a expansão da sorção de água pode causar a flexão das cúspides coladas e produzir dor. A incidência de sensibilidade pós-operatória na restauração posterior com compósito é relativamente baixa.

11) Biocompatibilidade:

Quase todos os principais componentes dos compósitos são citotóxicos in vitro se forem testados como monómero a granel, mas a responsabilidade biológica de um compósito curado depende da extensão da libertação destes componentes dos compósitos. É possível que os compósitos provoquem um insulto químico à polpa se os componentes forem lixiviados ou se difundirem a partir do material e, subsequentemente, atingirem a polpa. Materiais compósitos inadequadamente curados no fundo de uma cavidade podem servir como um reservatório de componentes difusíveis que podem induzir inflamação pulpar a longo prazo. A fuga marginal pode permitir o crescimento bacteriano, e estes microrganismos podem causar cáries secundárias ou reacções pulpares. Por conseguinte, o procedimento de restauração deve ser concebido para minimizar a contração da polimerização e a fuga marginal.

Os compósitos adequadamente polimerizados são relativamente biocompatíveis porque apresentam uma solubilidade mínima e as espécies que não reagiram são lixiviadas em quantidades muito pequenas. De um ponto de vista toxicológico, estas quantidades devem ser demasiado pequenas para causar reacções tóxicas.

INDICATIONS:-[54],[55]

O compósito pode ser utilizado na maioria das aplicações clínicas.

a. Restaurações das classes 1, 11, III, IV, V e VI
b. Fundações ou construções de base
c. Selantes e restaurações conservadoras em compósito (restaurações preventivas em resina)
d. Procedimentos de melhoria estética - facetas parciais, facetas completas,
Modificações do contorno dos dentes, fecho de diastemas.
e. Cimentos (para restaurações indirectas)
f. Restaurações provisórias
g. Fresagem periodontal

A Associação Dentária Americana (ADA) indicou a adequação dos compósitos para utilização como selantes de fossas e fissuras, resinas preventivas, lesões iniciais das Classes I e II utilizando preparações dentárias conservadoras modificadas, restaurações das Classes I e II de tamanho moderado, restaurações da Classe V, restaurações de áreas esteticamente importantes e restaurações em doentes alérgicos ou sensíveis a metais.

CONTRA-INDICAÇÕES: -

1. Quando não é possível um isolamento adequado
2. Quando a oclusão está numa restauração composta
3. Quando as extensões das restaurações se encontram na superfície da raiz, pode ocorrer a formação de lacunas na junção entre o compósito e a raiz.
4. Má higiene oral.
5. Índice de cárie elevado.
6. Pacientes com hábitos anormais, ou seja, bruxismo
7. Pacientes alérgicos ou sensíveis a materiais compósitos.

VANTAGENS:

1. Estética
2. Conservadorismo na remoção da estrutura dentária (menor extensão; não é necessária uma profundidade uniforme; normalmente não é necessária uma retenção mecânica)
3. Menos complexo na preparação do dente
4. Isolante, com baixa condutividade térmica
5. Utilizado quase universalmente
6. Colado à estrutura dentária, resultando numa boa retenção, baixa microinfiltração, coloração interfacial mínima e aumento da resistência da estrutura dentária remanescente
7. Reparável

DESVANTAGENS:-

1. Pode apresentar uma formação de lacunas, que ocorre normalmente nas superfícies das raízes em resultado das forças de contração da polimerização
2. Mais difícil, demorado, sensível à técnica e dispendioso
3. Pode apresentar um maior desgaste oclusal em áreas de grande tensão oclusal ou quando todos os contactos oclusais do dente estão sobre o material compósito.

COMPÓSITOS CONVENCIONAIS:

Os compósitos convencionais contêm geralmente cerca de 75% a 80% de carga inorgânica por peso. O tamanho médio das partículas dos compósitos convencionais nos anos 80 era de aproximadamente 8 um. Devido ao tamanho relativamente grande e à extrema dureza das partículas de carga, os compósitos convencionais apresentam normalmente uma textura de superfície rugosa.

Infelizmente, este tipo de textura de superfície faz com que a restauração seja mais suscetível à descoloração por manchas extrínsecas. Os compósitos convencionais têm uma maior quantidade de desgaste inicial nas áreas de contacto oclusal do que os tipos microfill ou híbridos. A composição da carga inorgânica nos compósitos convencionais também afecta o grau de rugosidade da superfície.

Um vidro "macio" ou "friável", como o estrôncio ou o bário, produz uma superfície mais lisa do que os compósitos com carga de quartzo. Além disso, quando os vidros de estrôncio ou de bário são incorporados em quantidades suficientes, o compósito torna-se radiopaco. Esta é uma caraterística importante porque as cáries à volta ou por baixo de uma restauração de compósito podem ser mais facilmente interpretadas numa radiografia.

Compósitos de microenchimento:

No final dos anos 70, foram introduzidos os compósitos microfill, ou "políveis". Estes materiais foram concebidos para substituir a superfície rugosa caraterística dos compósitos convencionais por uma superfície lisa e brilhante semelhante ao esmalte dentário.

Em vez de conterem as grandes partículas de enchimento típicas dos compósitos convencionais, os compósitos de microenchimento contêm partículas de sílica coloidal cujo diâmetro médio varia entre 0,01 e 0,04um. As partículas de enchimento são tipicamente partículas pré-polimerizadas compostas por resina e sílica pirogénica.[43]

A carga de enchimento é menor nas resinas compostas com microenchimento e a ligação interna entre a resina matriz e a resina de enchimento pré-polimerizada é fraca, resultando numa menor resistência. Esta é uma consideração importante em áreas de tensão. No entanto, as partículas de tamanho muito pequeno das resinas microenchidas oferecem uma excelente estética com elevada capacidade de polimento e um brilho de superfície duradouro[44].

Normalmente, os compósitos de microenchimento têm um teor de carga inorgânica de aproximadamente 35% a 60% em peso. Devido ao facto de estes materiais conterem consideravelmente menos carga do que os compósitos convencionais ou híbridos, algumas das suas caraterísticas físicas e mecânicas são ligeiramente inferiores. [45]

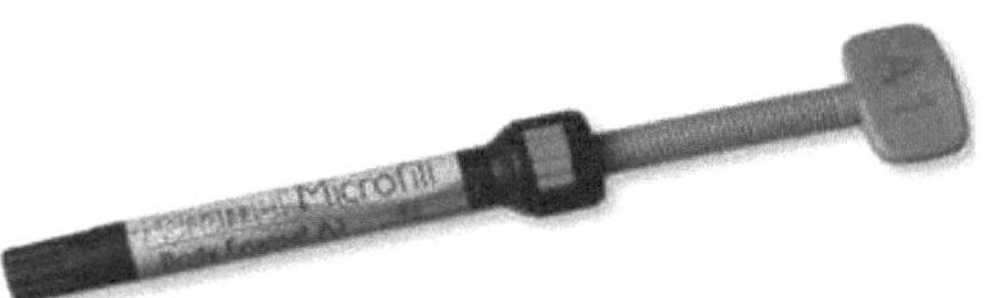

Figura 20: Compósitos de microenchimento Renamel

Compósitos híbridos / micro-híbridos:

Num esforço para combinar as propriedades físicas e mecânicas favoráveis caraterísticas dos compósitos convencionais com a superfície lisa típica dos compósitos de microenchimento, foram desenvolvidos os compósitos híbridos.

Estes materiais têm geralmente um teor de carga inorgânica de aproximadamente 75% a 85% em peso. As resinas compostas micro-híbridas contêm carga de dióxido de silício com partículas que variam em tamanho de aproximadamente 0,04 a 0,1 mícron, e partículas de vidro[46].

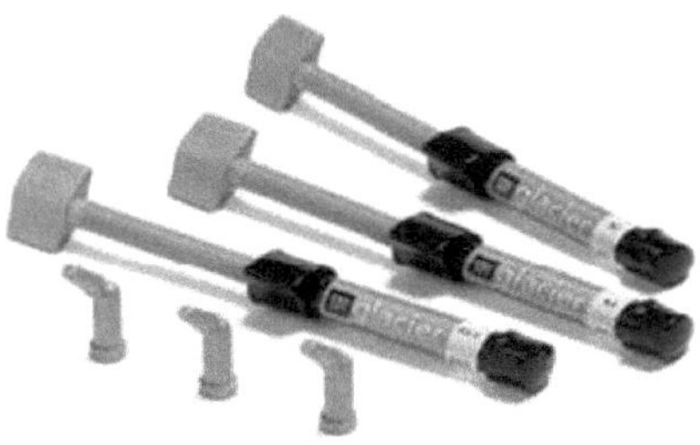

Figura 21: Compósitos de micro-híbridos

Devido ao conteúdo relativamente elevado de cargas inorgânicas, as caraterísticas físicas e mecânicas são geralmente superiores às dos compósitos convencionais. Além disso, a presença de partículas de microenchimento submicrométricas intercaladas entre as partículas maiores proporciona uma textura de superfície suave "tipo pátina" na restauração acabada[57],[58].

Estas resinas perdem o seu elevado polimento ao longo do tempo com o desenvolvimento de uma superfície mais rugosa, reduzindo a sua adequação a casos esteticamente exigentes. No entanto, oferecem propriedades físicas fortes e são adequadas para restaurações que suportam tensões.

Filler	Macro-filler (>10 μm)	Micro-filler (0.01–0.1 μm)	Micro-filler complexes	
Composite type	Macro-filler composite	Hybrid composite	Homogenic Micro-filler composite	Inhomogenic Micro-filler composite
Properties	+ physical properties + radiopacity – polishability – wear resistance	+ radiopacity + polishability + physical properties – polymerisation shrinkage	+ polishability – wear resistance – water absorption – radiopacity – polymerisation shrinkage	+ polishability + aesthetics – physical properties
Purpose	Core build-up material under indirect restoration? No longer indicated	All classes of restoration	Small anterior restorations Class V	Small anterior restorations Class V
Example	Prisma-Fil®	Tetric Ceram®	Palfique®	Filtek A110®
+: positive property, performance acceptable –: negative property, performance unacceptable				

Compósitos fluidos:

Desde 1995, tornou-se popular um novo tipo de compósito descrito como fluido. Os compósitos fluidos têm um teor de carga mais baixo e, consequentemente, propriedades físicas inferiores, tais como menor resistência ao desgaste e força, quando comparados com os compósitos com maior carga. [59]

Indicado em -algumas pequenas restaurações de Classe I, como selantes de fossas e fissuras, como materiais de reparação marginal, ou, mais raramente, como o primeiro incremento colocado como um revestimento sob compósitos híbridos ou embaláveis. Embora a facilidade de utilização, a molhabilidade favorável e as propriedades de manuseamento sejam caraterísticas populares, as indicações clínicas para a sua utilização são limitadas[62].

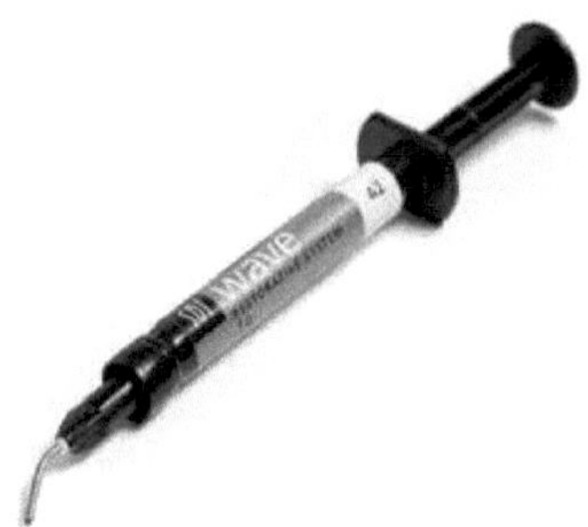

Figura 22: Compósitos fluidos

Compostos embaláveis:

Os compósitos empacotáveis são concebidos para serem inerentemente mais viscosos, de modo a proporcionar uma "sensação" aquando da inserção, semelhante à da amálgama. Devido ao aumento da viscosidade e da resistência ao empacotamento, é possível alguma deslocação lateral da banda da matriz.

Atualmente, não existem estudos clínicos a longo prazo que equiparem os benefícios promovidos pelos compósitos embaláveis a melhores resultados clínicos quando comparados com os compósitos híbridos.

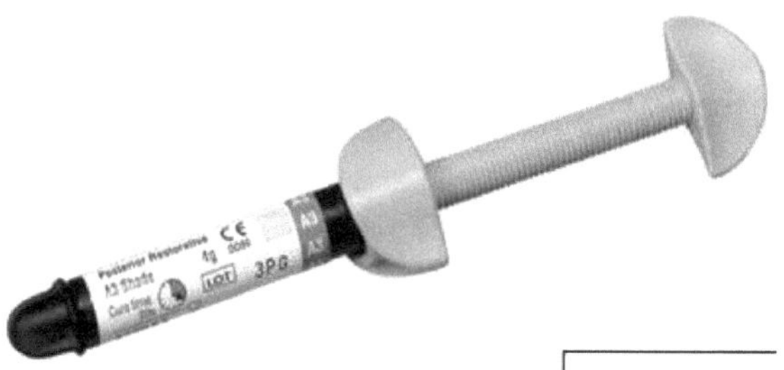

Figura 23: Compósitos embaláveis

O seu desenvolvimento é uma tentativa de atingir dois objectivos: (1) restauração mais fácil de um contacto proximal, e (2) semelhança com as propriedades de manuseamento da amálgama.
Os compósitos embaláveis são mais densos e podem ser condensados utilizando instrumentos de plástico durante a colocação, antes da polimerização. Um estudo que comparou uma resina composta com nano-enchimento com e sem uma camada subjacente de compósito fluido após a utilização de uma técnica de colagem de duas etapas (condicionamento total) ou de uma única etapa não encontrou diferenças estatísticas nas cáries secundárias, na sensibilidade pós-operatória, na descoloração ou adaptação marginal ou na cor numa revisão de dois anos.
Verificou-se que os compósitos embaláveis são clinicamente bem sucedidos em análises de vários anos. Embora a função clínica e a longevidade dos compósitos estéticos sejam os primeiros pré-requisitos, a otimização da estética é desejável e cada vez mais exigida pelos pacientes para todas as restaurações diretas em compósito.
A suavidade da superfície, a capacidade de polimento, o brilho (brilho da superfície) e os atributos e técnicas de coloração específicos desempenham todos papéis importantes na obtenção de uma estética óptima.

Nanocomposites:[60],[61]

O desenvolvimento do uso de nanocompósitos foi patenteado em resposta aos persistentes e desanimadores problemas de contração de polimerização, força, microdureza e resistência ao desgaste, essenciais em aplicações oclusais posteriores. O nobre laureado Sir Richard Feynman, em 1959, cunhou o termo como - nanoll .
Esta descoberta foi um marco para os avanços nos compósitos dentários. A introdução da nanotecnologia levou à descoberta de partículas de nanopartículas de enchimento.
A nova técnica de nanotecnologia emprega a abordagem - Bottom-Upll, através da qual átomos e moléculas individuais são modificados a nível molecular e atómico para fabricar estruturas funcionais. As partículas de enchimento são assim manipuladas para produzir - nanoenchimentosl que são depois incorporados na matriz de resina a uma dimensão nanométrica, resultando na formação de tais -Nanocompósitosl.
Os nanoenchimentos e os nanohíbridos são os dois tipos diferentes de nanocompósitos mais comuns:-.

A. Compósitos de nanoenchimento:

Estas contêm partículas de tamanho nanométrico (1-100nm) em toda a matriz de resina. As resinas compostas com nanocargas têm uma elevada carga de carga para obter uma força e resistência ao desgaste semelhantes às das resinas compostas micro-híbridas. [47]
Os compósitos do tipo nanofill são formados por uma combinação de:

(a) Nanómeros, que são partículas de carga de sílica monodispersas e não agregadas de tamanho nanométrico na gama de tamanhos de 20-75 nm e (b) Nanoclusters, que são aglomerações de combinação de partículas nanoméricas de zircónia-sílica e sílica[48].

B. Compósitos de nanohíbridos :

Consiste em partículas grandes (0,4-5 microns) adicionadas a partículas de tamanho nanométrico. Assim, são compósitos híbridos e não verdadeiros compósitos nanocarregados.[27]A superfície do nanohíbrido torna-se gradualmente baça após alguns anos de serviço clínico devido às suas partículas de grande dimensão.[49],[50]

	High-esthetic restorations	Stress-bearing restorations
Microfilled	X	-
Microhybrid	-	X
Nanofilled	X	X

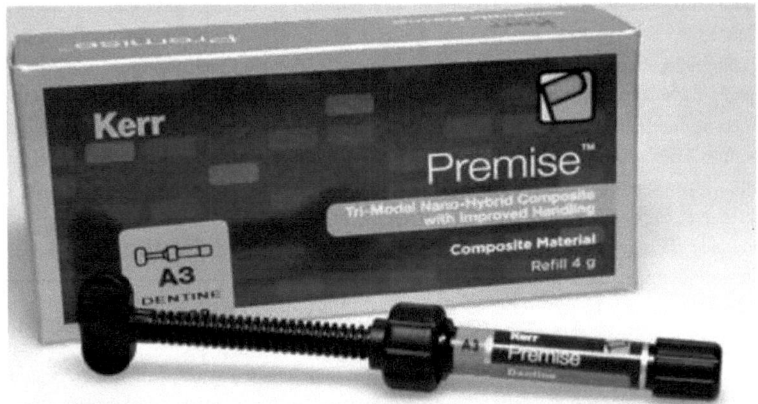

Figura 24: Compósito Nanofill Premise (Kerr/Sybron, Orange, CA)

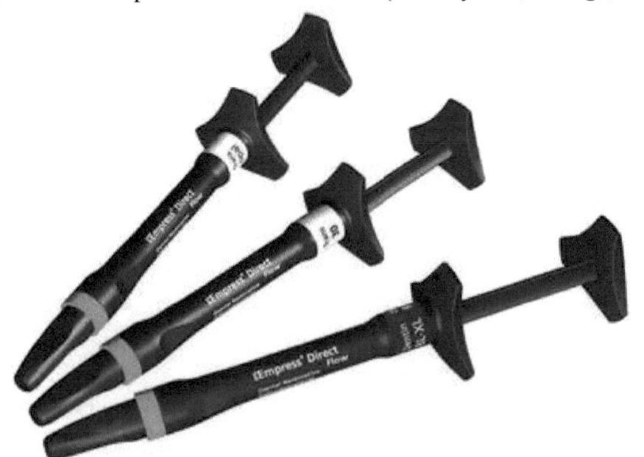

Figura 25: Compósito nanohíbrido IPS Empress Diret (Ivoclar)

Ormocerontes:

Os Ormocers, uma palavra originalmente derivada de cerâmica organicamente modificada, foram originalmente desenvolvidos para a ciência e a tecnologia (por exemplo, para superfícies especiais como revestimentos protectores, superfícies antiaderentes, revestimentos anti-estáticos e revestimentos não reflectores)[51].

Os Ormocers são uma nova classe de materiais que ainda se encontram em desenvolvimento no que respeita a aplicações dentárias, tendo sido introduzidos pela primeira vez em 1998 pelo Dr. Herbert Wolters._ Ao contrário dos compósitos convencionais, a matriz do Ormocer não é apenas orgânica mas também inorgânica. Assim, os monómeros são melhor incorporados na matriz, o que reduz a libertação de monómeros.

Os Ormocers consistem basicamente em três componentes - porções orgânicas e inorgânicas e os polissiloxanos. As proporções destes componentes podem afetar as qualidades mecânicas, térmicas e ópticas do material:

1. Os polímeros orgânicos influenciam a polaridade, a capacidade de reticulação, a dureza e o comportamento ótico.
2. Os componentes de vidro e cerâmica (constituintes inorgânicos) são responsáveis pela expansão térmica e estabilidade química.
3. Os polissiloxanos influenciam a elasticidade, as propriedades da interface e o processamento.

Apesar de todos os esforços para criar um melhor material de restauração utilizando ormocers, o seu desempenho (adaptação marginal cervical e oclusal) foi significativamente pior quando comparado com os compósitos híbridos actuais, após carga cíclica num ensaio de laboratório (Kournetas et al. 2004).[52],[53]

Com o mesmo teor de carga, os ormocer têm uma contração de polimerização reduzida em comparação com os compósitos híbridos (Yap & Soh 2004) ou, com um teor de carga inferior do ormocer, a contração de polimerização é igual à de um compósito convencional (Cattani-Lorente et al. 2001).

Não existem problemas toxicológicos relacionados com as ormoceras. Devido aos seus elementos orgânicos e inorgânicos, a estrutura do ormocer assemelha-se muito à de um dente natural.

> **Indicação:-**

Em todos os tipos de restaurações, para dentes estéticos, reparação de revestimentos de porcelana ou acrílico.

> **Contraindicado em**

Doentes com alergia conhecida a metacrilatos, fenol, TEGDMA.

- Denominação comercial - Admira (VoCo)

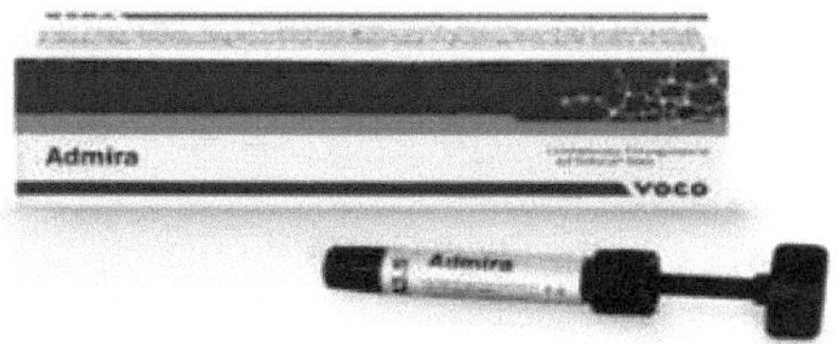

Figura 26: Admira(VoCo)

Composto inteligente:[48]

-Os compósitos Smartll são uma classe de compósitos libertadores de iões. Lançados pela

Ivoclar em 1998 como controlo de pH Ariston.[32] Os compósitos inteligentes contêm fosfato de cálcio amorfo (ACP), um dos fosfatos de cálcio mais solúveis e biologicamente importantes. Liberta fluoreto, hidroxilo e iões de cálcio na área onde o pH desce.
Os compósitos inteligentes funcionam com base na carga de vidro alcalino desenvolvida, que foi concebida para reduzir a formação de cáries secundárias na margem de uma restauração através da inibição do crescimento bacteriano, resultando numa redução da desmineralização e do tamponamento do ácido.

Silorano:

O nome desta classe de material refere-se à sua composição química de **Siloxanos** e **Oxiranos.** Apresentam menor retração, maior resistência ao desbotamento e menor descoloração marginal.
O anel do monómero de silorano difere obviamente dos monómeros de cadeia dos compósitos híbridos. Os siloranos são polimerizados por uma reação catiónica, ao contrário dos metacrilatos, que se ligam através de radicais. O sistema fotoiniciador baseia-se em três componentes: chinon de cânfora que absorve a luz, um dador de electrões (por exemplo, amina) e um de idónio. As cargas do Filtek SiloraneR, o único material de silorano atualmente no mercado, consistem em partículas de quartzo de 0,1-2,0 pm e fluoreto de ítrio radiopaco.
O material de enchimento à base de silorano demonstrou ter uma baixa absorção de água e solubilidade em água (Palin et al. 2005).
O Filtek SiloraneR tem boas caraterísticas de polimento, apresentando poucas alterações de cor após o envelhecimento artificial e mantendo o brilho da superfície (Furuse et al. 2008). A aplicação clínica destes materiais está limitada aos dentes posteriores porque existem poucas cores pouco translúcidas disponíveis.

Comparação de materiais dentários de restauração direta^[2]]

FACTORES	VIDRO IONÓMEROS	COMPOSTOS Direto e Indireta	RESINIONÓMETROS
Geral Descrição	Mistura auto-endurecedora de pó de vidro contendo flúor e ácido orgânico que forma uma restauração sólida da cor do dente capaz de libertar flúor.	Uma mistura de enchimento de vidro submicrónico e acrílico que forma uma restauração sólida da cor do dente. Endurecimento automático ou ligeiro à temperatura da boca.	Mistura de carga de vidro sub-micrónica com pó de vidro contendo flúor e resina acrílica que forma uma restauração sólida da cor do dente capaz de libertar flúor
Utilizações principais	Pequenos enchimentos não portadores de carga, revestimentos de cavidades e cimentos para	Restaurações e facetas dentárias estéticas	Pequenas obturações sem carga, revestimentos de cavidades e cimentos para coroas e pontes.
	coroas e pontes		
Fugas e	A fuga é geralmente	As fugas são	As fugas são reduzidas

Decadência recorrente	baixa; a cárie recorrente é comparável à de outros materiais diretos; a libertação de flúor pode ser benéfica para os pacientes com elevado risco de cárie.	reduzidas quando corretamente coladas ao dente subjacente; a cárie recorrente depende da manutenção da ligação dente-material.	quando devidamente coladas ao dente subjacente; a cárie recorrente é comparável à de outros materiais diretos; a libertação de flúor pode ser benéfica para pacientes com elevado risco de cárie
Em geral Durabilidade	Moderado a bom em restaurações não portadoras de carga; mau em restaurações portadoras de carga.	Bom em restaurações de tamanho pequeno a moderado.	Moderado a bom em restaurações não portadoras de carga; fraco em restaurações portadoras de carga
Cavidade Preparação Considerações	A colagem adesiva permite remover menos estrutura dentária.		
Clínica Considerações	Deve ser colocado num campo de operação bem controlado; muito pouca tolerância à presença de humidade durante a colocação.		
Resistência a Desgaste	Baixa resistência à fratura.	Resistência moderada à fratura em restaurações de alta carga.	Resistência à fratura baixa a moderada.
Biocompatibilidade	Bem tolerado com raras ocorrências de resposta alergénica		
Pós-colocação Sensibilidade	Baixa	A ocorrência de sensibilidade depende muito da capacidade de unir adequadamente a restauração ao dente subjacente.	A ocorrência de sensibilidade depende muito da capacidade de unir adequadamente a restauração ao dente subjacente.
Estética	Imita a cor natural dos dentes, mas não tem a translucidez natural do esmalte.	Imita a cor e a translucidez dos dentes naturais, mas pode ficar sujeita a manchas e descoloração ao longo do tempo.	Imita a cor natural dos dentes, mas não tem a translucidez natural do esmalte.
Custo relativo para Doente	Moderado; o custo real das obturações depende do seu tamanho e da técnica utilizada.		
Número médio de visitas para concluir	Um para obturações diretas; 2+ para incrustações	Um	Um

	indirectas, facetas e coroas.		

CAPÍTULO 5

MATERIAIS DE RESTAURAÇÃO INDIRECTOS

1. Restauração composta indireta:[67],[68]

As formulações de compósitos dentários têm vindo a evoluir continuamente desde que o Bis-GMA foi introduzido na medicina dentária por Bowen em 1962. Os recentes desenvolvimentos na tecnologia da ciência dos materiais melhoraram consideravelmente as propriedades físicas dos compósitos à base de resina e expandiram as suas aplicações clínicas. Enquanto a utilização de compósitos diretos tem aumentado constantemente, a indústria laboratorial tem assistido a um crescimento muito mais lento na utilização de restaurações de compósitos indirectos fabricados em laboratório. Isto acontece apesar dos relatos positivos na literatura relativamente ao desempenho clínico de certos compósitos indirectos quando prescritos para inlays e onlays conservadores em pacientes que não apresentam patologia oclusal grave.
Os IRC são também designados por compósitos protéticos ou compósitos de laboratório. Estes materiais oferecem uma alternativa estética para grandes restaurações posteriores. Atualmente, existe uma grande variedade de materiais disponíveis[69].
Embora se tenham registado numerosos avanços nos sistemas adesivos, observa-se que a interface adesiva é incapaz de resistir às tensões de polimerização nas margens das cavidades sem esmalte, levando a um selamento inadequado, o que resulta em microinfiltração, sensibilidade pós-operatória e cáries recorrentes. No entanto, nenhum método eliminou completamente o problema da microinfiltração marginal associada ao compósito direto. A restauração indireta com compósito foi introduzida para reduzir a contração da polimerização e melhorar as propriedades do material[70].
Embora as propriedades mecânicas da restauração indireta de compósito sejam muito inferiores às da cerâmica, em algumas situações clínicas. A vantagem mais óbvia da técnica indireta está relacionada com um melhor potencial para gerar a forma anatómica adequada, bem como o contacto e o contorno proximal.[69]
Com os compósitos de primeira geração, foi utilizado um método direto-indireto / semi-indireto ou um método indireto para fabricar a restauração.
a. Método direto-indireto/semi-indireto: O material compósito é condensado na cavidade depois de o meio de separação ser aplicado na cavidade. Este meio de separação ajuda a remover facilmente o inlay após a polimerização intra-oral inicial. A restauração é então submetida a uma têmpera extra-oral por luz ou calor num forno. Pode ser utilizado o forno DI-500® (Coltene Whaledent) ou o forno Cerinate® (Den-Mat Corp) a 110°C durante 7 minutos. Esta técnica elimina a necessidade de uma impressão da cavidade e o procedimento pode ser concluído numa única sessão. Brilliant DI® (Coltene Whaledent) e True Vitality® (Den-Mat Corp) são exemplos de materiais que utilizam tanto a luz como o calor para esta técnica.[71]
b. Indireto: O inlay é fabricado num molde. Após a aplicação do meio de separação no molde, o material compósito é condensado em incrementos na cavidade e fotopolimerizado durante 40 segundos para cada superfície. O inlay é então removido e curado pelo calor num forno a 100°C durante 15 min (CRC-100 Curing Oven®, Kuraray). Exemplos - Ivoclar was SR-Isosit®, Clearfil CR Inlay® (Kuraray)

Primeira geração:-

Introduzido no início da década de 1980 por Touati e Mormann, para inlays e onlays posteriores. Vários estudos demonstraram as propriedades dos compósitos de primeira geração. Observou-se que o grau de conversão aumentou em 6%-44%. A resistência à flexão varia entre 10-60 MPa e o módulo de elasticidade varia entre 20005000 MPa.

O efeito da cura adicional pode variar entre os diferentes estudos porque certos materiais respondem melhor à cura adicional e porque podem ter sido utilizadas diferentes metodologias para determinar estes parâmetros. A temperatura de pós-cura teve uma influência muito maior no grau de conversão do que a duração da pós-cura. Wendt demonstrou que um tratamento pós-cura de 5 minutos a 123°C (253°F) aumentou a dureza e a resistência ao desgaste em 60%-70%.

> DESVANTAGENS DOS COMPÓSITOS DE PRIMEIRA GERAÇÃO

Os compósitos de primeira geração revelaram um fraco desempenho in vitro e clínico. A ligação deficiente entre a matriz orgânica e as cargas inorgânicas foi o principal problema que conduziu a uma resistência ao desgaste insatisfatória, a uma elevada incidência de fratura em bloco, lacuna marginal, microinfiltração e falha adesiva nas primeiras tentativas de restaurar dentes posteriores.

SEGUNDA GERAÇÃO

Os insucessos clínicos sofridos com os compósitos de primeira geração e as limitações enfrentadas com as restaurações cerâmicas levaram ao desenvolvimento de compósitos de segunda geração melhorados. As melhorias ocorreram principalmente em três áreas: estrutura e composição, técnica de polimerização e reforço de fibras.[45]

i. Estrutura e composição: Os compósitos de segunda geração têm um enchimento micro-híbrido' com um diâmetro de 0,04-1 ц, com o dobro do conteúdo de enchimento.

ii. Técnicas de polimerização: São utilizadas condições específicas como o calor, o vácuo, a pressão e um ambiente sem oxigénio para a polimerização dos IRCs de segunda geração.

iii. Reforço de fibras: As fibras actuam como travão de fissuras e melhoram as propriedades do compósito. A matriz de resina actua para proteger a fibra e fixar a sua orientação geométrica.[34,35] O óxido de boro, um agente de formação de vidro, está presente a 6-9% em peso nas fibras E e <1% em peso nas fibras S. As fibras E e S são as mais utilizadas em medicina dentária.

Nome	Composição	Tipos / arquitetura	Método de processamento
Lançamento do Vectris em 1996 por Ivoclar	MatrizBisGMA e TEGDMA (24- 39% em peso) decandioldimetacrilato UDMA - 0,3&0,1% em peso. Vidro E&R pré-impregnado - 60% em peso para o pôntico e cerca de 45-50% para os outros materiais.	Frame, Single e Pontic. Single e Frame são fibras E tecidas com fibra de vidro. (Malha) VectrisPontic - fibras de vidro R unidireccionais (Unidirecional)	Polimerização inicial -1 min com unidade de polimerização por luz polimerização final - unidade de polimerização por luz e calor (Targis power) durante 25 minutos.
FiberKor (Jeneric/Pentron)	Fibras de vidro S (60%) em matriz 100% bis-GMA	As tiras FibreKor 2K contêm 2.000 fibras individuais, as tiras FibreKor4K	Polimerização inicial - unidade de fotopolimerização (luz alfa I) durante

		contêm 4.000 fibras e as tiras FibreKor 16K contêm 16.000 fibras. (Unidirecional)	1 minuto, seguida de fotopolimerização durante 15 minutos em (luz alfa II) 45
EverStick net (Stick tech Ltd)	Fibras de vidro E impregnadas com PMMA.	Fibras de vidro tipo malha	A molhagem das fibras é feita com resina em bastão e polimerização como para a fibra Kor.

> **Vários sistemas compostos indirectos:-**[72],[73],[74]

a) Artglass:

Lançado em 1995 pela HeraeuslKulzer, é um material de restauração indireta em poliglás com uma tecnologia melhorada de resina e carga, concebido como uma alternativa à porcelana.

> Composição

Enchimento- 70wt% de enchimento de vidro de silicato de bário de 0,7ɥ.

Matriz- 30wt% de resina orgânica.

Para além das moléculas bifuncionais convencionais, o Artglass contém quatro a seis grupos funcionais que permitem mais conversões de ligações duplas.

> Polimerização

Fotopolimerizado numa unidade especial, utilizando uma luz estroboscópica de xénon (UniXS, Heraeus/Kulzer). O sistema emite 4,5 watts como potência luminosa utilizável, enquanto a gama de emissão se situa entre 320 e 500 nanómetros.

> Indicação-

Utilizado para fabricar inlays, onlays e coroas com/sem substrato metálico (desde níquel-crómio a metais à base de ouro).

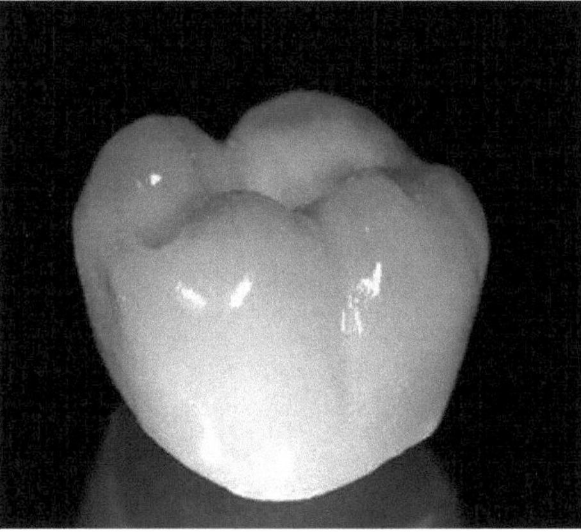

Figura 27: Coroa de vidro artístico

b) Belleglass HP:

Introduzido pela Belle de St. Claire em 1996, é um material de restauração indireta em cerâmica polimérica.

> Composição-

Enchimento - Enchimentos micro-híbridos silanizados de 0,6 ц. Estão disponíveis compósitos de base e de superfície que são utilizados na dentina e no esmalte, respetivamente. O compósito de base tem cargas de vidro de bário (78,7% em peso e 65% em volume). O material de superfície tem cargas de borossilicato que proporcionam caraterísticas ópticas melhoradas (74% em peso e 63% em volume).

> Polimerização

Utiliza duas unidades de cura diferentes. O compósito de base é fotopolimerizado, com uma unidade de fotopolimerização convencional, enquanto o compósito de superfície é termopolimerizado. A polimerização é efectuada através do aquecimento num forno a 140o C a 80 psi durante 20 minutos. A atmosfera é mantida sem oxigénio e sob pressão de gás nitrogénio> Indicação-

Utilizado para fabricar incrustações, onlays e coroas com/sem substrato metálico, restaurações reforçadas com fibra sem metal de várias unidades.

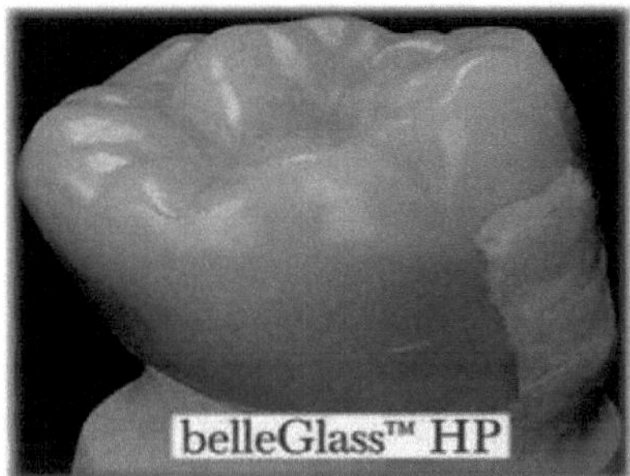

Figura 28: Belle Glass HP

Lançado em 1996 pela Ivoclar Vivaden, é um sistema de cerómero.

> Composição

Filler- 77wt% , trimodal e tem vidro de bário de tamanho de partícula de 1ц. Enchimento de sílica esferoidal -0,25 ц e sílica coloidal - 0,015-0,05 ц. Matriz - monómeros convencionais.

> Polimerização-

O Targis é revestido com gel de glicerina (Targis Gel) para evitar a formação de uma camada superficial inibida pelo oxigénio e colocado na unidade de polimerização Targis Power (IvoclarVivadent) para o seguinte ciclo: emissão de luz nos primeiros 10 minutos, juntamente com o aumento da temperatura para 95o C durante 25 minutos e arrefecimento durante 5 minutos.

> Indicação-

O Targis é um material compósito para revestimento. O material pode ser utilizado sem estrutura, para fabricar inlays/onlays/folheados adesivos e coroas anteriores.

c) Solidex:

Introduzido pela Shofu, é um sistema de polímero cerâmico indireto fotopolimerizável. Está disponível em primários metálicos, cervicais, incisais, de corpo, opacos e translúcidos.

> Composição

Enchimento -53 vol% de enchimentos inorgânicos de dióxido de silício 1ц e óxido de alumínio e microfilamentos cerâmicos, Matriz -25% em peso de co-polímeros de resinas multifuncionais e 22% de resinas convencionais/iniciadores de luz.

d) Clearfil CR Inlay:

Clearfil CR Inlay (Kuraray Co., Ltd.) é uma resina composta híbrida que é preenchida com 86. 5% em peso. Disponível em seis tonalidades, esta resina composta fotopolimerizável foi formulada com um corpo extra para facilitar a condensação e o entalhe. O seu corpo mais pesado permite a acumulação e minimiza o descaimento. 1O inlay é processado no forno de cura CRC-i00 (Kuraray). Quatro cores disponíveis permitem a adaptação da tonalidade final.

2. CERÂMICA DENTAL

> Estrutura
> Composição
> Classificação
> Sinterização
> Restauração CAD/CAM
> Técnica CAD/CAM do lado da cadeira
> O sistema CEREC
> Sistema Celay

CERÂMICA DENTAL

Em medicina dentária, a cerâmica representa uma das quatro principais classes de materiais utilizados para a reconstrução de dentes cariados, danificados ou em falta [51]. O termo - cerâmica II refere-se a qualquer produto feito de material inorgânico, não metálico, composto por óxidos metálicos ou semi-metálicos, fosfatos, sulfatos ou outros compostos não orgânicos[76]

O termo mais restritivo - porcelana - refere-se a uma gama específica de composições de materiais cerâmicos fabricados através da mistura de caulino, quartzo e feldspato em proporções adequadas e cozidos a alta temperatura [(51).] Diz-se que a palavra porcelana foi inventada por Marco Polo no século XIII a partir da palavra italiana porcellana, ou concha de búzio.[77]

A American Ceramic Society definiu as cerâmicas como materiais inorgânicos, não metálicos, que são tipicamente de natureza cristalina e são compostos formados por elementos metálicos e não metálicos, tais como alumínio e oxigénio (alumina - Al_2O_3), cálcio e oxigénio (cálcio - CaO), silício e azoto (nitreto - Si_3N_4)

Cerâmica deriva da palavra grega -keramosI, que significa literalmente. material queimado, mas que passou a significar mais especificamente um material produzido por queima ou cozedura.

As cerâmicas dentárias para restaurações metalo-cerâmicas pertencem a esta gama de composições e são normalmente designadas por porcelana dentária. A porcelana é essencialmente uma cerâmica branca e translúcida que é cozida até atingir um estado vidrado Todas as porcelanas são cerâmicas, mas nem todas as cerâmicas são porcelanas.

A utilização da cerâmica em medicina dentária remonta ao primeiro material dentário de porcelana, patenteado em 1789 por de Chemant, um dentista francês, em colaboração com Duchateau, um farmacêutico francês. Em 1844, o

A S.S. White Company tornou-se ativa no aperfeiçoamento do design e na produção em massa de dentes de porcelana para dentaduras. Charles Land introduziu uma das primeiras coroas de cerâmica na medicina dentária em 1903. Publicou no Independent Practitioner, em 1886 e 1887, uma técnica para preparar a cavidade dentária para um inlay, fazer uma matriz de folha de platina e fabricar um inlay de cerâmica utilizando porcelana feldspática de alta fusão[77],[79]

O Dr. Abraham Weinstein desenvolveu a coroa de porcelana fundida em metal (PFM) no final da década de 1950. A primeira porcelana comercial foi desenvolvida pela VITA Zahnfabrik em 1963, aproximadamente. Estes produtos eram conhecidos pelas suas propriedades estéticas. Uma melhoria significativa na resistência à fratura das coroas totalmente em porcelana foi relatada por McLean e Hughes em 1965, quando introduziram um núcleo cerâmico dentário **aluminoso** constituído por uma matriz de vidro contendo entre 40% e 50% de Al2O3 em peso. Apesar de ter o dobro da resistência de um PFM, esta restauração de cerâmica pura de duas camadas só foi utilizada na região anterior devido à sua menor resistência. Adair e Grossman (1984) demonstraram uma melhoria em todos os sistemas cerâmicos desenvolvidos através da cristalização controlada de um vidro (Dicor). Um desenvolvimento posterior foi a introdução de uma versão de cerâmica vítrea maquinável (Dicor MGC), que tinha um volume de cristal de fluorita tetrasilica de aproximadamente 70%.[54] No início dos anos 90 foi introduzida uma cerâmica vítrea prensável (IPS Empress), contendo aproximadamente 34% de leucite em volume.[80],[81]

ESTRUTURA:-™

As cerâmicas podem apresentar-se como sólidos cristalinos ou amorfos (também chamados vidros). Assim, as cerâmicas podem ser classificadas em termos gerais como não cristalinas (sólidos amorfos ou vidros) e cerâmicas cristalinas.

As propriedades mecânicas e ópticas das cerâmicas dentárias dependem principalmente da natureza e da quantidade de fase cristalina presente. Quanto maior a fase vítrea, maior a translucidez da cerâmica; no entanto, enfraquece a estrutura ao diminuir a resistência à propagação de fissuras. Por outro lado, quanto maior a fase cristalina, melhores serão as propriedades mecânicas que, por sua vez, alteram a estética.

As porcelanas convencionais ou feldspáticas são geralmente cerâmicas não cristalinas. Estas porcelanas convencionais são muito fracas e quebradiças por natureza, levando à fratura mesmo sob baixas tensões.

Os recentes desenvolvimentos na tecnologia de processamento de cerâmicas dentárias levaram ao desenvolvimento de porcelanas cristalinas com cargas adequadas, tais como alumina, zircónia e hidroxiapatite.

1 Cerâmica não cristalina-

Trata-se de uma mistura de minerais cristalinos (feldspato, sílica e alumina) numa fase vítrea amorfa (matriz não cristalina de vidro). A matriz vítrea das porcelanas dentárias utiliza a rede básica de silicone e oxigénio (SiO2), com o átomo de silício a combinar-se com 4 átomos de oxigénio, formando uma configuração tetraédrica.

As ligações atómicas nesta estrutura vítrea têm um carácter covalente e iónico, o que a torna estável e também faz com que as unidades de sílica se liguem umas às outras para formar uma configuração em cadeia. Várias cadeias de unidades de silicato ligadas formam o *SiO4* contínuo *(rede tetraédrica)* no vidro. Esta estrutura estável, com fortes ligações atómicas e sem electrões livres, confere à matriz vítrea algumas qualidades importantes como excelentes caraterísticas de isolamento térmico e ótico, inércia e translucidez. No entanto, estas ligações duplas fortes podem também conferir fragilidade à matriz de vidro, levando à fratura mesmo em aplicações de baixa tensão de tração[82].

2 . Cerâmica cristalina

As cerâmicas são reforçadas com inclusões cristalinas, como a alumina e a leucite, na matriz vítrea para formar compósitos de vidro cristalino como parte do reforço do material e da melhoria da sua resistência à fratura (reforço por dispersão).

McLean e Hughes (1965) introduziram a primeira geração de porcelanas reforçadas para coroas de porcelana, que são geralmente designadas por

-*Porcelanas* aluminosas". Os cristais covalentes são muito duros e têm um ponto de fusão muito elevado, por exemplo, o carboneto de silicone.

COMPOSIÇÃO -[83], [90]

As cerâmicas dentárias são compostas principalmente por minerais cristalinos e matriz vítrea. Os minerais cristalinos incluem feldspato, quartzo e alumina e talvez caulino como matriz de vidro.

1. *Feldspato -* As porcelanas dentárias têm em comum o facto de se basearem no feldspato. O feldspato é responsável pela formação da matriz vítrea.

O feldspato é um mineral natural composto por dois silicatos alcalinos de alumínio, tais como o silicato de alumínio e potássio ($K_2O\text{-}Al_2O_3\text{-}6SiO_2$), também designado por feldspato potássico ou ortoclásio, e o silicato de alumínio e soda ($Na_2O\text{-}Al_2O_3\text{-}6SiO_2$), também designado por feldspato sodado ou albite. A maior parte das porcelanas atualmente disponíveis contém feldspato potássico, uma vez que este confere translucidez à restauração cozida. O potássio funde-se com o caulino e o quartzo para formar vidro quando aquecido entre 1250C e 1500C. O feldspato de soda baixa a temperatura de fusão da porcelana, o que resulta num fluxo piroplástico.

2. *Sílica* - O quartzo tem uma temperatura de fusão elevada e fornece a estrutura, uma vez que permanece igual à temperatura de cozedura da porcelana. O quartzo também actua como material de enchimento na restauração de porcelana.

3. *Caulino -* O caulino é um tipo de material argiloso que é normalmente obtido a partir de rochas ígneas que contêm alumina. O caulino actua como aglutinante e aumenta a capacidade de moldagem da porcelana não cozida. O caulino também confere opacidade à restauração de porcelana, pelo que as porcelanas dentárias são formuladas com uma quantidade limitada de caulino.

4. *Modificadores de vidro -* são utilizados como fundentes e também reduzem a temperatura de amolecimento e aumentam a fluidez. Os óxidos de potássio, sódio e cálcio são os modificadores de vidro mais utilizados.

5. São adicionados pigmentos de cor ou fritas para obter a tonalidade caraterística.

Classificação das cerâmicas dentárias:[75]

As cerâmicas dentárias podem ser classificadas de acordo com a sua aplicação, translucidez, composição, temperatura de cozedura, microestrutura (ou seja, quantidade e tipo de fase cristalina e composição vítrea) e técnica de processamento.

A. Com base na aplicação :-

As cerâmicas têm duas aplicações principais em medicina dentária

1. Cerâmica para coroas metalo-cerâmicas e próteses parciais fixas.
2. Coroas totalmente em cerâmica, inlays, onlays, facetas e próteses parciais fixas.

B. Com base na translucidez:-

1. Opaco
2. Transparente

3. Translúcido

C. Baseado na composição:-

A cerâmica pode ser dividida em 3 categorias com base na sua composição.

1. Predominantemente composto por vidro,
2. Composto por vidro cheio de partículas,
3. Composto por materiais policristalinos

D. Com base na temperatura de cozedura:- [92],[94]

Classe	Aplicações	Sinterização Gama de temperaturas
Alta fusão	Dentes para próteses e cerâmicas com núcleo de alumina e zircónio totalmente sinterizadas	>1300 °C (>2372 °F)
Fusão média	Dentes para próteses, zircónio pré-sinterizado	1101 °C-1300 °C (2013 °F-2372 °F)
Baixa fusão	Revestimento de coroas e pontes em cerâmica	850 °C-1100 °C (1562 °F-2012 °F)
Fusão ultra baixa	Revestimento de coroas e pontes em cerâmica	<850 °C (<1562 °F)

E. Com base no método de fabrico:-[87]

1. Sinterização:- A técnica de fabrico mais comum para restauração metalo-cerâmica. É definida como -Processo de aquecimento de partículas compactadas abaixo da sua temperatura de fusão para promover a difusão atómica através dos limites das partículas e a densificação da massa.

Todas as restaurações cerâmicas podem também ser produzidas por sinterização, mas abrangem uma gama mais vasta de técnicas de processamento, incluindo a fundição por deslizamento, a prensagem a quente e a maquinagem CAD/CAM[80].

2. Moldagem por deslizamento: - O método de fabrico de moldagem por deslizamento foi introduzido na década de 1990. Esta técnica de processamento envolve a criação de um núcleo poroso por fundição por deslizamento, que é sinterizado e depois infiltrado com um vidro à base de lantânio, produzindo duas redes contínuas interpenetrantes: uma fase vítrea e uma infraestrutura cristalina. O termo lábio refere-se a uma pasta aquosa contendo partículas finas de cerâmica. As restaurações produzidas através deste método tendem a apresentar menos defeitos resultantes do processamento e têm maior resistência do que a porcelana feldspática convencional. Estão disponíveis três tipos de cerâmica para a fundição por deslizamento: à base de alumina (Al_2O_3), à base de esponja ($MgAlO_4$) e alumina endurecida com zircónia.[81]

3. Cerâmica prensada a quente: - A técnica de fabrico de cerâmica prensada a quente foi introduzida no final da década de 1980 e permitiu ao técnico de prótese dentária criar a restauração em cera. Em seguida, utilizando a técnica de cera perdida, o técnico conseguiu prensar um lingote de cerâmica plastificada num molde de revestimento aquecido. As cerâmicas que continham grandes quantidades de vidro de leucite ou cerâmicas prensáveis óptimas foram inicialmente utilizadas para este processo. Em 2006, o dissilicato de lítio tornou-se a segunda geração de materiais a utilizar este método[44]. A prensagem a quente é

utilizada em medicina dentária para produzir todas as coroas, inlays, onlays e facetas em cerâmica. A prensagem a quente requer um forno de prensagem automatizado especialmente concebido e promove uma boa dispersão da fase cristalina dentro da matriz vítrea[82].

4. Tudo em cerâmica maquinável :- É constituída por dois tipos-

i. Maquinação suave - A restauração é maquinada parcialmente no estado sinterizado e mais tarde totalmente sinterizada. Requer a fresagem de uma restauração alargada para compensar a contração da sinterização[86].

ii. Maquinação dura - A restauração é maquinada diretamente para o tamanho final. É fresada para formar inlays, onlays, facetas e coroas utilizando a tecnologia CAD/CAM para produzir a restauração numa única visita. Após a preparação do dente, a preparação é digitalizada opticamente e computorizada e a restauração é desenhada com a ajuda do computador. A restauração é então fresada a partir de blocos de cerâmica numa máquina de fresagem controlada por computador.

Estão disponíveis as versões mais recentes do software de moldagem digital (3M ESPE Lava chair side Oral Scanner (C.O.S), 3M ESPE CEREC AC) que permite uma visualização tridimensional completa da restauração projectada com capacidades de colocação virtual.

5. Restauração CAD/CAM - Em meados dos anos 90, a Nobel Biocare introduziu o primeiro produto de cerâmica pura com uma subestrutura CAD/CAM. O núcleo consistia em 99,9% de alumina sobre a qual era aplicada uma cerâmica feldspática. A utilização da tecnologia CAD/CAM expandiu o fabrico de cerâmica maquinável, permitindo a digitalização, desenho e fresagem de uma restauração de contorno completo ou de uma estrutura de uma ou várias unidades através de um computador[88],[89].

- Duas técnicas básicas utilizadas para a restauração CAD/CAM-

i. Técnica de visita única do lado da cadeira.

ii. Técnica laboratorial integrada na cadeira.

- São utilizados dois métodos CAD/CAM diferentes-[90]

i. Versão aditiva em que uma eletrodeposição de material em pó é aplicada camada a camada a uma matriz condutora através de uma corrente eléctrica. Esta técnica é também designada por prototipagem rápida.

ii. Método subtrativo no qual uma subestrutura ou restauração de contorno completo é fresada a partir de um bloco sólido de material cerâmico. Os materiais disponíveis para o processamento subtrativo CAD/CAM incluem cerâmicas à base de sílica, cerâmicas de infiltração, cerâmicas de di-silicato de lítio e cerâmicas de óxido de alto desempenho.

I. Técnica CAD/CAM do lado da cadeira-[91]

a) O sistema CEREC-

O primeiro sistema CAD/CAM disponível no mercado foi o CEREC, desenvolvido por Mormann e Brandestini. Este sistema oferece uma alternativa de restauração de porcelana no consultório. Desde a sua introdução no campo dentário em 1985 como CEREC 1, este sistema evoluiu através de uma série de actualizações de software e hardware até ao CEREC 3D.

O processo começa com uma restauração lisa, arredondada e bem afilada. A preparação é pulverizada e ligada ao pó de contraste de dióxido de titânio na boca do paciente. Uma câmara de infravermelhos regista imagens intra-orais e cria uma impressão ótica 3D no computador. As imagens das impressões ópticas digitalizadas intra-oralmente podem depois ser manipuladas pelo médico de forma interactiva (CAD). O software permite marcar as margens, desenhar digitalmente propostas de enceramento virtual da restauração, ajustar os contactos oclusais e calibrar as áreas de contacto proximais.

As funcionalidades adicionais, como o ajuste oclusal automático, o articulador virtual e o desenho digital do sorriso (DSD), são fornecidas pela última atualização. Os dados finais são enviados para a unidade de fresagem controlada por computador (CAM) para uma fresagem monobloco sem metal. A restauração é submetida a uma fase de acabamento (coloração, glazeamento, polimento) e está então pronta para uma cimentação adesiva[83].

Major milestones in CEREC* CAD/CAM development.

YEAR	HARDWARE	SOFTWARE CAPABILITY	RESTORATION TYPE	DEVELOPER
1980	Basic concept	Two-dimensional	Inlays	Mörmann (University of Zurich) and Brandestini (Brandestini Instruments, Zurich)
1985	CEREC 1	Two-dimensional	First chairside inlay	Mörmann and Brandestini (Brains, Zurich)
1988	CEREC 1	Two-dimensional	Inlays (1), onlays (2), veneers (3)	Mörmann and Brandestini
1994	CEREC 2	Two-dimensional	1-3, partial (4) and full (5) crowns, copings (6)	Siemens (Munich, Germany)
2000	CEREC 3 & inLab	Two-dimensional	1-6 and three-unit bridge frames† (inLab‡)	Sirona (Bensheim, Germany)
2003	CEREC 3 & inLab	Three-dimensional	1-6 and three- and four-unit bridge frames† (inLab‡)	Sirona
2005	CEREC 3 & inLab	Three-dimensional	1-5 automatic virtual occlusal adjustment	Sirona

* Sirona Dental Systems GmbH, Bensheim, Germany.
† Bridge frameworks are being fabricated in Europe only, on an experimental basis.
‡ InLab only: Extended-range ceramic block spindle.

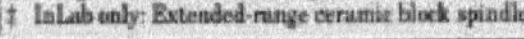

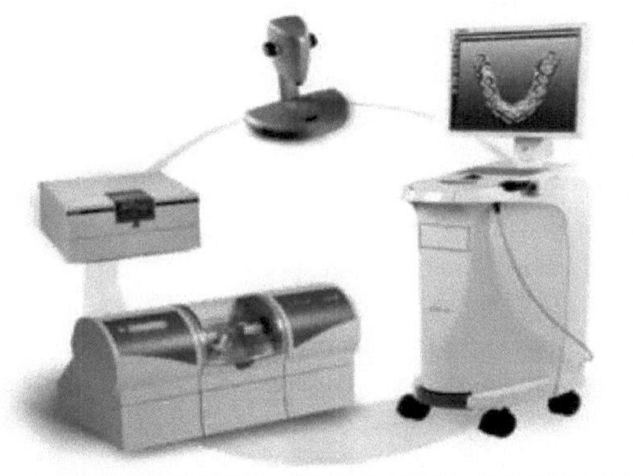

Figura 29: Sistema CAD/CAM na cadeira

II. <u>Técnicas laboratoriais integradas de consultório</u>

Esta técnica requer duas visitas.

a) <u>Sistema Celay-</u>

O sistema Celay (Mikrona Technologie, Spreitenbach, Suíça) utiliza uma técnica de fresagem por cópia para o fabrico. O sistema Celay foi comercializado pela primeira vez em 1992.

O sistema Celay é um dispositivo mecânico baseado no traçado pantográfico de um inlay ou onlay de resina fabricado diretamente no dente preparado ou no molde mestre (Eidenbenz et al., 1994). Um material cerâmico atualmente disponível para utilização com o sistema Celay é o Vita-Celay (Vident, Baldwin Park, CA).

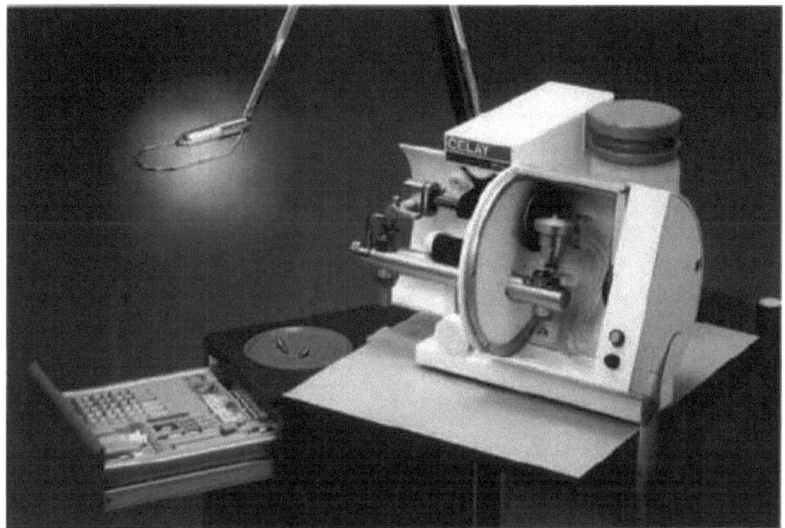

Figura 30: *O sistema Celay*

F. Com base na microestrutura:-[84]

A nível microestrutural, podemos definir as cerâmicas pela natureza da sua composição de rácio vidro-cristalino. A variabilidade das microestruturas dos materiais pode ser infinita, mas podem ser divididas em quatro categorias básicas de composição, com alguns subgrupos:

a) Categoria de composição 1 - Sistemas à base de vidro (principalmente sílica),

b) Categoria de composição 2 - Sistemas à base de vidro (principalmente sílica) com cargas, geralmente cristalinas (tipicamente leucite ou, mais recentemente, dissilicato de lítio),

c) Categoria de composição 3 - Sistemas de base cristalina com cargas vítreas (principalmente alumina)

d) Categoria de composição 4 - Sólidos policristalinos (alumina e zircónio).

1. Categoria de composição 1- Sistemas à base de vidro:-[83],[85]

A cerâmica de vidro foi desenvolvida pela Corning Glass Works no final da década de 1950. De acordo com McLean, os primeiros trabalhos sobre cerâmica de vidro foram efectuados por Mac Culloch, tendo as investigações posteriores de Grossman e Adair concluído com o desenvolvimento de um sistema cerâmico contendo fluorma tetra-sílica.

Os sistemas à base de vidro são feitos de materiais que contêm principalmente dióxido de silício (também conhecido como sílica ou quartzo), que contém várias quantidades de alumina. Os alumino-silicatos encontrados na natureza, que contêm várias quantidades de potássio e sódio, são conhecidos como feldspatos

Também se fabricam formas sintéticas de vidros de alumina-silicato para cerâmica dentária. A sua composição é a seguinte: 45-70% SiO_2,8- 20% MgO,8-15% MgF2 ,535% R_2O + RO, onde R_2O tem um intervalo entre 5-25% e é composto de pelo menos um dos seguintes óxidos: 0-20% K_2O, 0-23% Rb_2O e 0-25% Cs_2O para melhorar a translucidez e RO, que tem um intervalo entre 0- 20%, e é composto por pelo menos um dos seguintes óxidos: SrO, BaO e CdO. Os componentes adicionais podem representar até 10% de Sb2O5 e/ou até 5% dos corantes vítreos tradicionais.

As propriedades mecânicas são de baixa resistência à flexão, normalmente na gama de 60-70

MPa. Por conseguinte, tendem a ser utilizados como materiais de revestimento para subestruturas metálicas ou cerâmicas, bem como para revestimentos utilizando uma técnica de matriz refractária ou uma folha de platina.

Existem dois aspectos importantes na formação da fase cristalina: a nucleação e o crescimento dos cristais. O tratamento térmico conhecido como *cremação* é composto por dois processos: o vidro é aquecido até uma temperatura onde se formam núcleos (750°-850°C), e esta temperatura é mantida por um período de tempo que varia de 1 a 6 h para que se formem núcleos cristalinos no vidro (processo conhecido como nucleação). De seguida, a temperatura é aumentada até ao ponto de cristalização (1000°-1150°C) e esta temperatura é mantida por um período de tempo que varia entre 1 e 6 h até se obter o nível de vidrado desejado (processo conhecido como cristalização).

2. <u>Categoria de composição 2 - Sistemas à base de vidro com cargas:-</u>

Esta categoria de materiais tem uma gama muito ampla de rácios vidro-cristalino e tipos de cristais, de tal forma que esta categoria pode ser subdividida em três grupos. A composição do vidro é basicamente a mesma que a da categoria de vidro puro. A diferença é que quantidades variáveis de diferentes tipos de cristais foram adicionadas ou cresceram na matriz vítrea.

Atualmente, os principais tipos de cristais são a leucite, o di-silicato de lítio ou a fluoroapatite. A leucite é criada na porcelana dentária através do aumento do teor de óxido de potássio (fórmula química K_2O) do vidro de alumina-silicato. Os cristais de dissilicato de lítio são criados pela adição de óxido de lítio (fórmula química Li_2O) ao vidro de alumina-silicato. Também actua como fundente, baixando a temperatura de fusão do material. Estes materiais foram também desenvolvidos em blocos maquináveis de grão muito fino, VITABLOCS Mark II (VITA Zahnfabrik), para utilização com o sistema CEREC CAD/CAM (Sirona Dental Systems).

> ***Subcategoria 2.1: Vidro feldspático com leucite baixa a moderada -***

Apesar de outras categorias terem um vidro semelhante ao feldspático, esta categoria é o que a maioria das pessoas quer dizer quando falam em "porcelana feldspática". A leucite pode alterar o coeficiente de expansão térmica (CTE) do material, bem como inibir a propagação de fissuras, o que melhora a resistência do material. A quantidade de leucite pode ser ajustada no vidro, com base no tipo de núcleo e no coeficiente de expansão térmica necessário. Estes materiais são os típicos materiais em pó/líquido utilizados nos sistemas de núcleos de revestimento e são os materiais ideais para os revestimentos de porcelana.

Os materiais originais tinham um tamanho bastante aleatório e distribuíam os cristais de leucite, com o tamanho médio das partículas a rondar as várias centenas de microns. Esta distribuição aleatória e o grande tamanho das partículas contribuíram para a baixa resistência à fratura e para as propriedades abrasivas dos materiais em relação ao esmalte.

As novas gerações de materiais (por exemplo, VITA VM 13, VITA Zahnfabrik) foram desenvolvidas com cristais de leucite muito mais finos (10-20 pm) e uma distribuição de partículas muito uniforme em todo o vidro. Estes materiais são menos abrasivos e têm uma resistência à flexão muito mais elevada. A utilização mais comum destes materiais é como porcelanas de revestimento para restaurações metalo-cerâmicas.

> ***<u>Subcategoria 2.2: Vidro com elevado teor de leucite (cerca de 50 %).</u>***

A fase vítrea é baseada num vidro de aluminossilicato. A microestrutura destes materiais é constituída por uma matriz de vidro que envolve uma segunda fase de cristais individuais. O material começa por ser um vidro homogéneo. Estes materiais foram desenvolvidos nas formas pó/líquido, maquinável e prensável. As vitrocerâmicas têm geralmente propriedades mecânicas e físicas melhoradas, tais como maior resistência à fratura, maior resistência ao choque térmico e resistência à erosão.

As melhorias nas propriedades dependem da interação entre os cristais e a matriz de vidro, bem como do tamanho e da quantidade de cristais. Os cristais mais finos produzem geralmente materiais mais resistentes. Podem ser opacos ou translúcidos, dependendo da composição química e da percentagem de cristalinidade. A versão mais utilizada é a cerâmica resselável original,

> ***Subcategoria 2.3: Vidro cerâmico de dissilicato de lítio***

Trata-se de um novo tipo de vitrocerâmica introduzido pela Ivoclar como IPS Empress II (atualmente designado por IPS e.max), em que o vidro de alumino-silicato é enriquecido com óxido de lítio. O aumento do teor de cristal para cerca de 70 % e o refinamento do tamanho do cristal permitiram melhorar a resistência à flexão. A matriz de vidro consiste num silicato de lítio com cristais de di-silicato de lítio de dimensão micrónica entre cristais de ortofosfato de lítio de dimensão submicrónica.

A forma e o volume dos cristais aumentam a resistência à flexão para cerca de 360 MPa, ou cerca de três vezes a do IPS Empress. Este material pode ser muito translúcido, mesmo com o elevado conteúdo cristalino. Isto deve-se ao índice de refração relativamente baixo dos cristais de di-silicato de lítio.

Categoria de composição 3 - Sistemas de base cristalina com cargas vítreas:-

A alumina parcialmente sinterizada e infiltrada por vidro foi introduzida em 1988 e comercializada com o nome VITA In-Ceram. O sistema foi desenvolvido como uma alternativa às cerâmicas metálicas convencionais e tem tido um grande sucesso clínico.

VITA In-Ceram pertence a uma classe de materiais conhecidos como compósitos de fase interpenetrante. São compostos por pelo menos duas fases que se entrelaçam e se estendem continuamente da superfície interna para a externa. Este material de núcleo tem um teor de alumina de 85%. Inclui uma gama de resistências, translucidez e metodologias de fabrico concebidas para cobrir o vasto leque de restaurações em cerâmica pura, incluindo facetas, inlays, onlays, coroas anteriores e posteriores e pontes.

- **VITA In-Ceram SPINELL** é a mais translúcida, de resistência moderadamente elevada e utilizada para coroas anteriores. O espinélio ($MgAl_2O_4$) é um mineral natural que se encontra normalmente juntamente com o calcário e a dolomite. É de importância dentária devido ao seu ponto de fusão extremamente elevado (2135°C) combinado com a sua elevada resistência. O espinélio é também quimicamente inerte e tem baixa condutividade eléctrica e térmica mas, mais importante, tem propriedades ópticas únicas. Tem uma resistência moderada de cerca de 350 MPa e uma boa translucidez.
- **VITA In-Ceram ALUMINA (matriz de alumina)** é de alta resistência e translucidez moderada, e é utilizada para coroas anteriores e posteriores. O óxido de alumínio (Al_2O_4) é mais conhecido sob o termo corindo.

Como resultado da estrutura homogénea feita de partículas ultrafinas. Al_2O_4, cujas cavidades são preenchidas com um vidro especial, o grau de resistência à flexão por tração é significativamente mais elevado do que o de todos os outros sistemas cerâmicos.

- **VITA In-Ceram ZIRCONIA (matriz de alumina e zircónio)** tem uma resistência muito elevada e uma translucidez mais baixa, sendo utilizado principalmente para pontes posteriores de três elementos. Além disso, estes materiais são fornecidos em forma de bloco para a produção de restaurações fresadas utilizando uma variedade de sistemas de maquinação.

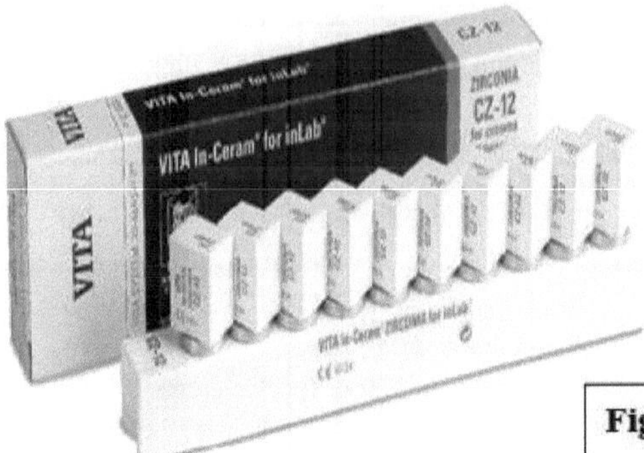

Figure 34: VITA In-Ceram

Figura 34: VITA In-Ceram

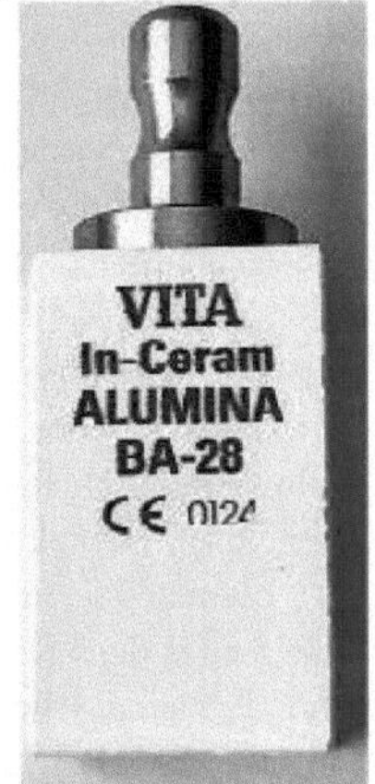

Figura 35: VITA In-Ceram

3. Categoria de composição 4 - Sólidos policristalinos: -

As cerâmicas monofásicas de sinterização sólida são materiais formados pela sinterização direta de cristais, sem qualquer matriz interveniente, a partir de uma estrutura policristalina densa, sem ar e sem vidro. Existem várias técnicas de processamento diferentes que permitem o fabrico de estruturas de óxido de alumínio sinterizado no estado sólido ou de óxido de zircónio.

O primeiro material policristalino totalmente denso para aplicações dentárias foi a alumina Procera-AllCeram (Nobel Biocare) com uma resistência de cerca de 600 MPa. [29] Não é zircónio puro; é parcialmente estabilizado pela adição de pequenas quantidades de outros óxidos metálicos. A zircónia parcialmente estabilizada é um dos materiais que permite a produção de restaurações fiáveis de cerâmica pura multi-unidades para áreas de elevada tensão, como a região posterior da boca. A zircónia (ou dióxido de zircónio, fórmula química ZrO_2) pode existir em vários tipos de cristais (fases), dependendo da adição de componentes menores, como a calcia (ou óxido de cálcio, fórmula química CaO), magnésia (ou óxido de magnésio, fórmula química MgO), ítria (ou óxido de ítrio, fórmula química Y_2O_3) e óxido de céria (ou cério iv), fórmula química CeO_2. O pó de alumina é prensado e moído num molde e sinterizado a cerca de 1.600 °C, dando origem a um revestimento denso, mas com cerca de 20

% de retração. Os sistemas à base de vidro (categorias 1 e 2) são graváveis e, por conseguinte, facilmente coláveis. Os sistemas à base de cristais (categorias 3 e 4) não são graváveis e, portanto, muito mais difíceis de colar. As categorias 1 -3 podem existir na forma de pó que é depois fabricado utilizando uma técnica de pincel húmido, ou podem ser pré-processados na forma de blocos que podem ser prensados ou maquinados.

G. Com base na técnica de processamento:-[92],[93]

1. Sistemas à base de vidro em pó/líquido: - Trata-se de um método de classificação importante, uma vez que parece existir uma maior correlação com o sucesso clínico (e, consequentemente, com o insucesso) devido à técnica de processamento. Embora um material possa ter a mesma química e microestrutura, a metodologia de processamento utilizada para produzir uma restauração pode melhorar ou diminuir as propriedades finais e o sucesso clínico.

a) Convencional: -

Normalmente, estes materiais são misturados à mão com água desionizada ou com um líquido de modelação especial fornecido pelo fabricante. Trata-se tipicamente de materiais para facetas, que podem ser totalmente em vidro ou uma mistura de componentes de vidro e cristal. Estes incluem facetas para estruturas totalmente em cerâmica e metálicas, e podem também ser utilizados isoladamente como restaurações de facetas anteriores.

Estas restaurações são feitas à mão, existindo frequentemente vazios no material cozido. Isto é inerente ao processo e pode ser pior ou melhor, dependendo das condições ambientais, da competência do técnico e do ciclo de cozedura.

b) Fundição por deslizamento: -

O deslizamento é uma dispersão homogénea de pó cerâmico em água. O pH da água é frequentemente ajustado para criar uma carga na partícula cerâmica e o pó cerâmico é revestido com um polímero para fazer com que as partículas fiquem uniformemente suspensas na água. Os blocos VITA In-Ceram originais e alguns blocos de zircónia parcialmente estabilizados são fabricados com base na fundição por deslizamento de alumina ou zircónia.

2. Blocos maquináveis ou prensáveis de sistemas à base de vidro: -

As restaurações de cerâmica prensada são fabricadas utilizando um método semelhante ao da moldagem por injeção. Os lingotes monocromáticos de porcelana ou vitrocerâmica são aquecidos para permitir que o material flua sob pressão para um molde formado através de uma técnica convencional de cera perdida. A restauração pode ser moldada de acordo com os seus contornos finais e, subsequentemente, corada e vidrada para obter uma correspondência estética. Em alternativa, pode ser moldado um coping sobre o qual é adicionada porcelana para obter a forma e a tonalidade finais da restauração.

O Vitabloc Mark II para o CEREC e as versões prensáveis e maquináveis do IPS Empress são os principais materiais fabricados por esta técnica. Os materiais prensáveis podem ser utilizados para inlays, onlays, facetas e coroas unitárias.

3. Sistemas CAD/CAM ou slurry, processados em matriz, maioritariamente cristalinos (alumina ou zircónia):

4. A) Subtractiva (remoção do material em excesso para fabricar a restauração, fresagem)

i. As restaurações de contorno completo, tais como inlays, onlays, coroas e facetas, podem ser fabricadas a partir de vários blocos de materiais. Em geral, estes blocos são fabricados a partir de pós iniciais que são misturados com um aglutinante e depois pressionados num molde ou extrudidos como uma salsicha numa forma de bloco.

O aglutinante ajuda a manter o pó unido para que a forma seja mantida após a prensagem ou extrusão. Os blocos são então transferidos para um forno para remover o aglutinante e sinterizados até à densidade máxima. Como mencionado anteriormente,

As restaurações fresadas a partir de blocos tendem a ter uma densidade e propriedades mecânicas melhoradas em comparação com as restaurações em pó/líquido ou prensadas, devido ao processo de fabrico padronizado.

ii. **Vidro/cristal -** VITABLOCS Mark II é fabricado com pós de grão fino, que produzem uma cerâmica quase sem poros com cristais finos. Este foi o primeiro material produzido especificamente para o sistema CEREC e tem um excelente historial de sucesso clínico para inlays, onlays e coroas anteriores e posteriores.

Estes blocos estão disponíveis como monocromáticos, policromáticos com tonalidades empilhadas como num bolo de camadas e, mais recentemente, numa forma que reproduz as coroas fabricadas à mão para as quais a porcelana do esmalte é colocada sobre a porcelana da dentina.

iii. **Vidro/leucite: -** O IPS Empress CAD é baseado no IPS Empress prensável e tem a mesma microestrutura, um vidro feldspático com cerca de 45% de cristais de leucite. Estes blocos também têm uma fina estrutura de cristal de leucita (cerca de 5-10 p) e podem ser caracterizados ainda mais usando corantes externos ou porcelana. O IPS Empress CAD está disponível em tonalidades monocromáticas e policromáticas empilhadas. As suas propriedades de resistência são semelhantes às do VITABLOCS Mark II.

iv. **Dissilicato de lítio: -** O bloco IPS e.max (di-silicato de lítio) não é, inicialmente, totalmente cristalizado. Isto melhora o tempo de fresagem e diminui as lascas da fresagem. A restauração fresada é, então, tratada termicamente, por cerca de 20-30 minutos, para cristalizar o vidro e produzir a cor final.

v. **Enquadramento:-**

a) Alumina: Os blocos VITA In-Ceram de fase interpenetrante ou de vidro infundido são fabricados através da prensagem do pó à base de alumina em forma de bloco, de modo semelhante ao VITABLOCS Mark II.

b) Zircónia parcialmente estabilizada: As estruturas de zircónia porosa moídas a partir de blocos porosos são fabricadas de forma semelhante às moídas a partir de blocos de alumina.

c) Zircónia parcialmente estabilizada.

3.B) Aditivo

i. Eletrodeposição :- As dispersões de pó VITA In-Ceram utilizadas na técnica de slipcasting foram aplicadas em sistemas de eletrodeposição, que aplicam uma corrente através da dispersão e depositam automaticamente as partículas de pó na superfície de um molde condutor.

- MÉTODOS DE REFORÇO DA CERÂMICA[94]

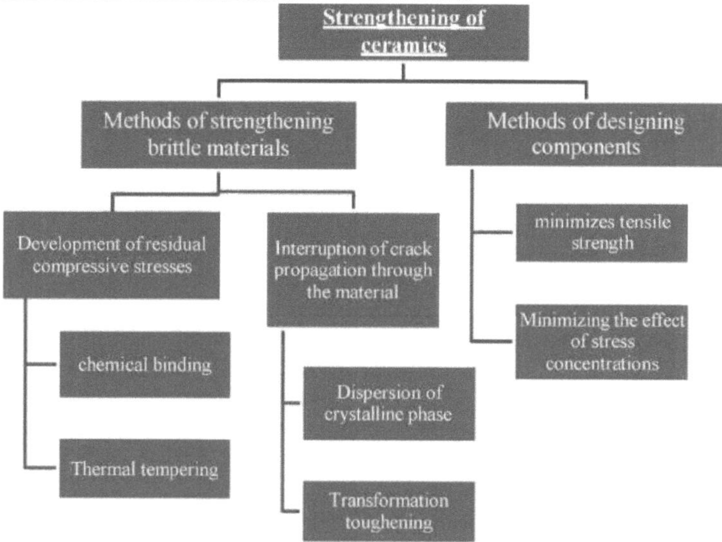

1. **Desenvolvimento de tensões residuais de compressão :-**

O fabrico de próteses metalo-cerâmicas e totalmente cerâmicas envolve normalmente a sinterização da cerâmica a alta temperatura ou a prensagem a quente de uma cerâmica de revestimento sobre o metal ou o núcleo cerâmico. O processo de arrefecimento até à temperatura ambiente oferece a oportunidade de tirar partido das diferenças nos coeficientes de contração térmica dos materiais adjacentes na estrutura cerâmica.

A introdução de tensões residuais de compressão na cerâmica pode ser efectuada por dois métodos

i. Escolhendo cerâmicas de revestimento cujo coeficiente de expansão ou contração térmica seja ligeiramente inferior ao da cerâmica do núcleo. Considere três camadas de porcelana, as duas exteriores da mesma composição e coeficiente de contração térmica e a camada interior de uma composição diferente com um coeficiente de contração térmica mais elevado. As camadas foram coladas entre si e as estruturas coladas foram deixadas arrefecer até à temperatura ambiente. A camada interior teria um coeficiente de contração térmica mais elevado e tenderia a contrair-se mais à medida que arrefecesse. Ao arrefecer até à temperatura ambiente, a camada interior produziria tensões de compressão axiais e de arco na camada exterior adjacente. Desta forma, a tensão de compressão protetora da estrutura cerâmica aumentaria a sua resistência à fratura e a probabilidade de sobrevivência.

ii. Através do arrefecimento rápido da prótese, removendo a prótese e arrefecendo-a na bancada, em vez de arrefecer lentamente a prótese no forno. Isto é especialmente útil para as próteses metalo-cerâmicas, uma vez que a condutividade térmica e a difusividade do metal conduzem a uma maior compressão do revestimento.

O metal e a porcelana devem ser selecionados com um ligeiro desfasamento no seu coeficiente de contração térmica (sendo o CTC do metal ligeiramente mais elevado), de modo a que o metal se contraia ligeiramente mais do que a porcelana ao arrefecer da temperatura de cozedura até à temperatura ambiente. Esta diferença deixa a porcelana adjacente ao metal num estado de compressão residual, o que protege eficazmente a restauração metalo-cerâmica contra a fratura da cerâmica de revestimento.

2. **Troca de iões:-**

A técnica de permuta iónica é um método eficaz de introdução de tensões residuais de compressão na superfície de uma cerâmica. Também designada *por têmpera química (Anusavice et al, 1992)*. Se um artigo de vidro contendo sódio for colocado num banho de nitrato de potássio fundido, os iões de potássio no banho trocam de lugar com alguns dos iões de sódio na superfície do artigo de vidro e permanecem no lugar após o arrefecimento.

Uma vez que o ião potássio é cerca de 35% maior do que o ião sódio, a difusão do ião potássio para o lugar anteriormente ocupado pelo ião sódio cria tensões residuais de compressão na superfície.

Foram obtidos aumentos de 100% ou mais na resistência à flexão de porcelanas feldspáticas com vários produtos de permuta iónica contendo uma concentração significativa de pequenos iões de sódio. No entanto, a profundidade da zona de compressão é inferior a 100 pm. Por conseguinte, este efeito de reforço pode perder-se se a superfície da porcelana ou da vitrocerâmica for lixada, desgastada ou corroída pela exposição prolongada a determinados ácidos inorgânicos.

3. **Têmpera térmica:-**

O arrefecimento rápido ou a extinção de uma superfície de um objeto enquanto este ainda está quente cria tensões residuais de compressão superficial na superfície da cerâmica. Como o núcleo está quente e macio e ainda no seu estado fundido, tende a encolher e tenta puxar a superfície exterior, que agora é rígida. Aquando da solidificação, são criadas tensões residuais de tração no núcleo interior e tensões residuais de compressão na superfície exterior. As cerâmicas de fase vítrea quentes são temperadas em óleo de silicone ou noutros líquidos especiais.

4. **Cristalização controlada de vidros:-**

Em condições normais, quando um vidro é aquecido até um determinado grau e depois arrefecido, não cristaliza. Neste método, a estrutura cerâmica é aquecida até à primeira temperatura de amolecimento e cristalizada através da adição de um agente nucleante como o dióxido de titânio, lítio, óxido de zinco, sílica ou fosfatos metálicos.

Embora o vidro seja de cor âmbar e vítreo, torna-se translúcido e semelhante a um dente após cristalização ou ceramização durante 1 hora a 600°C. Aqui foi observada uma elevada resistência ao choque térmico e uma propriedade de resistência melhorada.

5. **Endurecimento por transformação:-**

As porcelanas são materiais sólidos que têm um trabalho de fratura muito pequeno, toleram fissuras muito mais profundas do que 0,025 mm, mas quando a fissura se propaga, o seu raio de ponta permanece o mesmo ao longo de todo o comprimento e é necessária muito pouca força para propagar a tensão.

Quando a porcelana está sob tensão, a fenda propaga-se e a fratura completa ocorre subitamente. O embotamento da ponta da fenda é um mecanismo de reforço. O princípio é algo desconcertante, na medida em que os espaços vazios são efetivamente utilizados para reforçar a cerâmica. À medida que a fenda progride, é dissipada para o espaço vazio. A tensão é normalmente aumentada na ponta estreita da fenda, sendo reduzida nos espaços vazios, o que impede a propagação da fenda

6. **Minimizar o efeito das concentrações de tensões:-**

Estão presentes inúmeros riscos minúsculos e outros defeitos nas superfícies das cerâmicas dentárias. Cada defeito de superfície presente pode aumentar a tensão localizada para níveis extremamente elevados, apesar de existir uma tensão média relativamente baixa em toda a estrutura. Quando a tensão de tração induzida excede a resistência real da estrutura do material, as ligações na ponta do entalhe rompem, formando uma fissura.[59] O desenho das restaurações dentárias em cerâmica deve ser cuidadosamente planeado com volume suficiente e um mínimo de alterações angulares acentuadas para evitar o aumento de tensão na cerâmica. Alterações abruptas na forma ou espessura do contorno da cerâmica podem atuar como geradores de tensão e tornar a restauração mais propensa a falhar.

Nas coroas de cerâmica, há várias condições que provocam a concentração de tensões:-

i. Vincos ou dobras do substrato da folha de platina.

ii. Ângulos de linha acentuados na preparação.

iii. Grandes alterações na espessura da porcelana.

iv. Pequena partícula de porcelana ao longo da margem interna de porcelana da coroa.

v. Oclusão incorretamente ajustada.

No ambiente oral, as tensões de tração são normalmente criadas por forças de flexão, e a tensão de tração máxima criada pelas forças de flexão ocorre na superfície de uma restauração ou prótese. À medida que a fenda se propaga através do material, a concentração de tensão é mantida na ponta da fenda, a menos que esta se mova completamente através do material ou até encontrar outra fenda, poro ou partícula cristalina, o que pode reduzir a tensão localizada.

A resistência à fratura das próteses cerâmicas pode ser aumentada através de uma ou mais das sete opções seguintes:

a) Selecionar cerâmicas mais fortes e resistentes

b) Desenvolver tensões residuais de compressão na superfície do material através de têmpera térmica

c) Desenvolver tensões residuais de compressão nas regiões interfaciais de camadas cerâmicas mais fracas e menos resistentes, fazendo corresponder corretamente os coeficientes de expansão e contração térmicas

d) Reduzir a tensão de tração na cerâmica através da seleção adequada de materiais de suporte mais resistentes (maiores módulos de elasticidade)

e) Minimizar o número de ciclos de anéis para porcelanas feldspáticas;

f) Conceber a prótese de cerâmica com maior volume e raios de curvatura mais amplos para conectores em áreas de potencial tensão de tração para minimizar as concentrações de tensão e a magnitude das tensões de tração que se podem desenvolver durante a função

g) Colagem adesiva das coroas de cerâmica à estrutura dentária.

7. Minimizar o número de ciclos de queima:-

O objetivo dos processos de anelamento da porcelana é sinterizar densamente as partículas de pó e produzir uma camada vítrea relativamente lisa (esmalte) na superfície. A cozedura múltipla aumenta consideravelmente o teor de liofilização das porcelanas, aumentando assim o seu coeficiente de contração térmica.

- Propriedades das cerâmicas dentárias:-[95]

1. As cerâmicas dentárias apresentam uma excelente biocompatibilidade com os tecidos moles orais e são também quimicamente inertes na cavidade oral.

2. Possuir uma excelente estética.

3. A cerâmica é um bom isolante térmico e o seu coeficiente de expansão térmica é quase idêntico ao do dente natural.

4. A cerâmica dentária possui uma resistência muito boa às tensões de compressão, no

entanto, é muito fraca sob tensões de tração e de corte. Estas conferem uma natureza frágil à cerâmica e tendem a fraturar sob tensões de tração.

5. Os defeitos estruturais conduzem ao fracasso das próteses de cerâmica dentária. Os defeitos podem surgir sob a forma de microfissuras de escala sub-milimétrica, durante o fabrico das próteses cerâmicas e também devido à aplicação de forças mastigatórias na cavidade oral.

6. A resistência à fadiga desempenha um papel importante na durabilidade e longevidade das restaurações de cerâmica dentária.

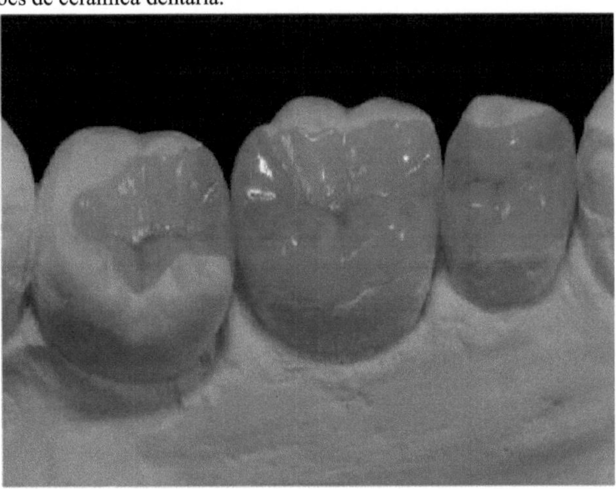

Figura 36: Inlay e onlay de cerâmica

Indicações e contra-indicações para a utilização de produtos dentários

Cerâmica[96]

Tipo	Primário Aplicação	Secundário Aplicações	Contra-indicações
Porcelana feldspática	Metal-cerâmica folheados Facetas laminadas anteriores	Inlays de superfície única/Sítios de baixa tensão Necessidade de elevada translucidez	Inlays, onlays, coroas e pontes (exceto facetas metalo-cerâmicas) Bruxismo
Porcelana aluminosa	Cerâmica de base para anterior coroas	Pouco stress coroas de pré-molares	Coroas de molares Pontes Bruxismo
Leucite vitrocerâmica	Coroas unitárias anteriores Laminado anterior folheados	Inlays e coroas pré-molares de baixo esforço Necessidade de elevada translucidez	Situações de elevado stress Pontes Bruxismo
Vidro-cerâmica de dissilicato de lítio	Coroas anteriores e pré-molares Pontes anteriores de três unidades Coroas pré-molares	Facetas laminadas anteriores Pontes posteriores de três unidades para o segundo pré-molar	Situações posteriores de elevado stress Pontes envolvendo dentes molares Bruxismo

Alumina	Núcleo cerâmico para coroas Pontes anteriores de baixo esforço	Pouco stress pontes posteriores	Facetas anteriores Pontes posteriores de alta tensão Bruxismo
Espinélio infiltrado em vidro	Coroas anteriores	Necessidade de elevada translucidez	Pontes anteriores Coroas posteriores e pontes Bruxismo
Filtrado em vidro alumina	Coroas anteriores e posteriores	Ponte anterior subestruturas até três unidades	Facetas anteriores Coroas e pontes posteriores Necessidade de elevada translucidez Bruxismo
Alumina/zircónia infiltrada por vidro	Coroas posteriores Subestruturas de pontes posteriores até três unidades	Subestruturas de pontes anteriores até três unidades	Facetas e coroas anteriores Onde é necessária uma translucidez elevada Bruxismo
Zircónio (Y- TZP) (com cerâmica de revestimento)	Coroas posteriores Subestruturas de pontes posteriores até 5 unidades	-	Facetas, coroas e pontes anteriores É necessária uma translucidez elevada Bruxismo
Zircónio (Y- TZP) (sem cerâmica de revestimento)	Coroas e pontes posteriores (dados clínicos disponíveis limitados)	Pontes corecerâmicas posteriores	Facetas, coroas e pontes anteriores É necessária uma translucidez elevada Bruxismo
Ce-TZP/Al2O3	Coroas posteriores e estruturas de pontes (não existem dados clínicos disponíveis)	-	Facetas, coroas e pontes anteriores É necessária uma translucidez elevada Bruxismo

RESUMO E CONCLUSÃO

Nos últimos anos, o desenvolvimento e o interesse pela medicina dentária estética aumentaram drasticamente. Esta área da medicina dentária está a avançar a um ritmo exponencial. Como se diz *"A necessidade é a mãe da invenção"*, estão a ser desenvolvidos novos materiais e continuarão a ser desenvolvidos para satisfazer as necessidades. Nos últimos 10 a 20 anos, ocorreram mudanças marcantes na utilização de materiais de restauração e as considerações estéticas estão a ganhar importância na restauração dos dentes. Como os substitutos da amálgama se tornaram o foco principal da investigação de materiais dentários, as alternativas estéticas diretas às restaurações de amálgama incluem ionómeros de vidro, ionómeros de vidro modificados por resina, compômeros e restaurações de compósito.

De um ponto de vista estético, os ionómeros de vidro só podem ser considerados como restaurações provisórias de longa duração na região posterior que suporta tensões. No entanto, os cimentos de ionómero de vidro convencionais e modificados com resina, devido às suas caraterísticas básicas, como a libertação lenta de flúor e a capacidade de aderir à estrutura dentária, são considerados a principal corrente de materiais de restauração.

Atualmente, os compósitos à base de resina são os restauradores diretos mais utilizados e talvez os mais promissores. Os compósitos, com as suas várias aplicações, entraram em todos os campos da medicina dentária, para a prevenção de selantes de fossas e fissuras, para o reforço dos dentes em talas periodontais, como retentores ortodônticos em prótese fixa e medicina dentária restauradora.

O Ormocer foi desenvolvido com o objetivo de minimizar a retração da polimerização, que é o principal inconveniente observado nos compósitos utilizados até à data.

Da mesma forma, foram introduzidos os cerómeros, que possuem melhores caraterísticas de manuseamento, facilitando assim a colocação de restaurações anteriores e posteriores. Com todas estas vantagens inerentes e vastas aplicações, os compósitos tornaram-se o material de restauração a procurar no presente milénio.

Os novos sistemas de porcelana dentária que combinam a estética com a resistência e a função ajudarão os profissionais de medicina dentária a satisfazer a crescente procura dos consumidores de dentes realistas que funcionam como o esmalte e a dentina naturais.

O futuro da cerâmica para a medicina dentária está claramente aberto a novas tecnologias. No entanto, o maior desafio no desenvolvimento de composições de cerâmica pura ou métodos de processamento adequados para aplicações dentárias é satisfazer a resistência e a estética, enquanto os materiais cerâmicos para aplicações industriais geralmente não precisam de satisfazer requisitos estéticos. A nova geração de materiais cerâmicos apresenta opções interessantes, tanto em termos de seleção de materiais como em termos de técnicas de fabrico. É necessária uma melhor compreensão da dinâmica dos materiais no que respeita ao desenho da restauração e à utilização pretendida para permitir que estas restaurações tenham um desempenho produtivo.

REFERÊNCIAS

1. M.B. Blatz , G. Chiche, H.O. Heymann et al : Evolução da odontologia estética Journal of Dental Research 2019, Vol. 98(12) 1294-1304
2. Sharat Chandra Pani,Abdulrahman Al Saffan, Sultan AlHobail,Fares Bin Salem, AlBara AlFuraih, and Mohammad AlTamimi : Preocupações estéticas e aceitabilidade das modalidades de tratamento em dentes decíduos: Uma comparação entre as crianças e os seus pais; International Journal of Dentistry;Volume 2016, Artigo ID 3163904.
3. Adriana Postiglione Buhrer Samra, Stella Kossatz Pereira, Leyla Cotrina Delgado,Christiane Phillipini Borges: Avaliação da estabilidade de cor de materiais restauradores estéticos: Braz Oral Res 2008;22(3):205-10.
4. Ronald Sakaguchi Jack Ferracane;Craig's restorative dental material;13th edition
5. Sturdevant's Art and science of operative dentistry;5th edition.
6. Uso de materiais restauradores para restaurações diretas e indiretas em dentes posteriores por dentistas brasileiros : Samira Ambar Lins Aquira Ishikiriama Fabio Antonio Piola Rizzante Adilson Yoshio Furuse:. 2014 vol.11 (3)
7. Conselho de Assuntos Científicos da Associação Dentária Americana : Materiais de restauração indireta 2003 ;134(4) :463-72
8. Davis WC:operative dentistry;St.Louis,Mosby;5th edition.
9. Anusavice;PHILLIP's: science of dental material;11th edition
10. Skinner EW: comparação das propriedades e utilizações do cimento de silicato e da resina acrílica em dentisteria operatória: J Am Dent association:1959.
11. Michael R. Sesemann; A evolução dos materiais dentários estéticos; dezembro de 2011; volume 7, número 11
12. Harpreet Singh, Mandeep Kaur, Jaidev Singh Dhillon, Jagvinder Singh Mann, Amandeep Kumar: Evolução da medicina dentária restauradora do passado ao presente: 2017 ;Volume : 9;Número :1:38-43
13. VolkerJ,et al: some observations on relationship between plastic filling materials and dental caries,tufts dent outlook,18.4.1944.
14. Kefi Iqbal,Iqbal Ahmad e Mohammad Aminuddin :Desenvolvimento de cimento de glassionomer como material de restauração dentária:2007Volume10No.2,9-12
15. Gregg Helvey; A History of dental ceramics;maio de 2010;Volume 31;número 4 Mount, G.J. Color Atlas of Glass Ionomer Cement, 2ª ed.; Martin Dunitz: Londres, Reino Unido, 2002.
16. Edmond R Hewlett,Graham J Mount;ionómero de vidro na dentisteria restauradora contemporânea;CDA journal;junho2003,volume 31,No.6,página 483-492.
17. Sharanbir K. Sidhu e John W. Nicholson ;A Review of Glass-Ionomer Cements for Clinical Dentistry ; Journal of Functional Biomaterials; 28 de junho de 2016.
18. Propriedades físicas dos cimentos de ionómero de vidro que influenciam o desempenho clínico, G.J pearson. CYinicuf Mat~rrials Q267-660.5/91/$03.50 0 1991 Elsevier Science Publishers Ltd, Inglaterra.
19. Hossein moheb,Mir Reza -Cimento de ionómero de vidro-propriedades-aplicação julho de 2020
20. Albers HA;Tooth-colored restoratives:an introductory text for selecting,placing and finishing direct systems;8th edition;1986,Alto books.
21. Grahamj Mount,Martin J Tyas,Jack; Revised Classification For Diret ToothColored

Restorative Materials; Sept 2009Vol 40; No. 8.
22. Mohammed Almuhaiza; Glass-ionomer cement in restorative dentistry; The journal of contemporary dental practice 17(4):331-336 - abril de 2016.
23. Mukesh kumar e Sommya kumara: Cimento de ionómero de vidro modificado por resina e a sua utilização em ortodontia 2016 Volume 3 número 3.
24. Harry F Albers , Tooth Colored Restoratives : Principles and Techniques;9th Edition, 2002,BC Decker Inc.
25. SK Sidhu; Glass-ionomer cement restorative materials:A sticky subject; Australian Dental Journal 2011 ;56;23-30.
26. Noor Saira Wajid Najma Hajira1,N Meena;GIOMER- The Intelligent Particle (New Generation Glass Ionomer Cement) ; Int J Dent Oral Health 2(4).
27. Mount G.J; An atlas of Glass-ionomer cement; A clinician's guide; 2nd edition ; London:1994.
28. Revista americana de odontologia: Materiais de ionómero de vidro modificados por resina; março de 1995, vol. 8, n.º 1
29. Neelam Mittal e Supriya gupta;Compomers; A revier of literature;Ata scientific Dental sciences 5.6 2021;53-56
30. Jayasree S.; Compomer-Dyract- A comparsion of its bond strength and microleakage with composit resin and glass ionomer ;July 2017; Vol.16;issue 7;32-42
31. N Dorin Ruse; O que é um compómero outubro de 1999; volume 65; n.º 9
32. RHickel et al; Novo material de restauração direta 1998vol. 48 ;No.1
33. Mara Elena et al ; Giomers em odontologia 2019 vol;92;no.2;123-128
34. Jack D Griffin; Caraterísticas únicas do sistema de restauração giomer; março de 2013;Vol.10;No.3
35. T.M.T.C Melo. Et al.; Propriedades da zircónia que contém cimento de ionómero de vidro; Ceramica 65;2019;394-399
36. Ana Beatriz Moris HUSS ,Ellen Namie et al; Propriedades químicas estéticas e indicações clínicas dos giómeros;maio 2022;Vol.59;Issue 99
37. Vinindya,Pratiwi et al. propriedades da resina composta e do cimento de ionómero de vidro reforçado com zircónio;julho de 2020 ;Vol 7;issue1
38. Vemina P Chalissery, Nikhil Marwah et al.; Estudo das propriedades mecânicas do novo cimento de ionómero de vidro reforçado com zircónia; maio de 2016; 17(5)394-398
39. Abhishek Bhsttacharya ,Sneha vaidya et al; GIC no seu melhor - Uma revisão sobre GIC reforçado com cerâmica;2017;3(4):405-408
40. John W. Nicholson; Química do cimento de ionómero de vidro: revisão.
41. Wilson AD;Cimento de ionómero de vidro modificado por resina;Int J Prosthodont ; 1990 ; 3
; 425-429.
42. Srikumar GPV ,Naiza Elsa ,Mookambika R,Aanchal Agrawal;Newer advances in glass ionomer cement: a review.
43. Sayed Mostafa Mousavinasab,Ian Meyers;Libertação de flúor pelo cimento de ionómero de vidro, Compomer e Giomer;Dent Res J 2009;6(2);75-81.
44. G.J Pearson; Physical Properties of Glass-Ionomer Cements:Influencing Clinical Performance; ClinicalM uterds 7 (1991)3 25-331.
45. Carel L. Davidson ;Advances in glass-ionomer cements; J Minim Interv Dent 2009; 2 (1).
46. Rohit Dhoot, Sarvesha Bhondwe, Vishal Mahajan; Advances in Glass Ionomer Cement

(GIC): Uma revisão; Jornal de Ciências Médicas e Dentárias; novembro. 2016; Volume 15, Edição 11 Ver. III, 124-126.
47. Vasavi Kadiyala,James D Ra;jAvanços recentes e modificações dos materiais de restauração dentária - uma revisão; International Journal of Recent Advances in Multidisciplinary Research Vol. 03, Issue 07, pp.1609-1616.
48. Brigitte Zimmerli,Matthias Strub; Composite materials:Composition, properties and clinical applications; Vol. 120 11/2010.
49. COMPOSTOS DE RESINA :Dr. David G. Charlton
50. Atlas a Cores de Medicina Dentária: Odontologia Estética: Josef Schmidseder
51. Lohbauer, U.; Frankenberger, R.; Kramer, N.; Petschelt, A. Força dependente do tempo e resistência à fadiga de materiais de restauração dentária direta. J. Mater. Sci: Mater. Med. 2003, 14, 1047-1053.
52. Stephen HY.Wei, Endarra L.K tang. Resinas compostas; Uma revisão dos tipos, propriedades e técnicas de restauração;2009;Vol.8;No.5
53. Jack L Ferracane- Resina composta - estado da arte. Dent Mater (2010), doi:10.1016/j.dental.2010; 10.020 :1-10
54. Adela hervas Garcia,Miguel Angel MartinezLozano,Jose Cabanes Vila, Amaya Barjau Escribano,Pablo Fos Galve. Resina composta - Uma revisão dos materiais e indicações clínicas.Med Oral Cir Bucal 2006; 11: 215-220.
55. J. J. M. Roeters, A. C. C. Shortall e N. J. M. Opdam- Can a single composite serves all purposes. British Dental Journal 2005; 199: 73-79
56. JP Santerre, L Shajii, B.W Leung- Relação entre as formulações de compósitos dentários e a sua degradação e a libertação de resina polimérica hidrolisada. Crit Rev Oral Bio Med.2001; 12(2):136-151
57. Sockwell CL;Avaliação clínica de materiais de restauração anteriores,Dent clin North Am;20:403,1976.
58. Bayne SC,Thompson et al;A characterization of first generation flowable composite,J Am.Dent Assoc,1998;129:567.
59. Zohaib Khurshid, Muhammad Zafar;Advances in Nanotechnology for Dentisteria de Restauração; Materiais 2015, 8, 717-731.
60. Wakefield & kofford;Avanços em materiais de restauração;Dent clin North Am;2001;45;1;7-29.
61. Uterbink GL;Compósitos de resina fluida como adesivo de enchimento;Quintessence Int;1999;30;249.
62. Friedman MJ;New light curing options for composite restoration;Comp Cont Educ Dent;1999;20;122.
63. Ferracane JL; Materiais em medicina dentária - princípios e aplicações; 1995.
64. Susana Ferreira,Gerard Kugel;Materiais de restauração adesivos estéticos diretos.
65. Dale aschiem;Esthetic dentistry clinical approach to technique and material;2nd edition.
66. Dhawan pankaj;Focus on indirect restorative materials;Quintessence Int;2006;6;467-469.
67. Rubeena Abdul Azeem, Nivedhitha Malli Sureshbabu;Clinical performance of direct versus indirect composite restorations in posterior teeth: Uma revisão sistemática; Journal of Conservative Dentistry;Volume 21;Issue 1 ;janeiro-fevereiro de 2018.
68. Wendt SL;o efeito da cabeça utilizada como cura secundária no sistema inlay;Quintensses Int;1987;18;265-271.
69. Adams D. Conheça as alterações do código CDT4 para restaurações indirectas de resina

composta. Dental Insurance Today. 2003;16(2):3.
70. Wendt S; avaliação clínica de um inlay de resina composta tratado termicamente; J Am Dent Associ;1990;120;177-181.
71. Suresh Nandini; Indirect resin composites;Journal of Conservative Dentistry; Out-Dez 2010;Vol 13;Issue 4.
72. Vallittu PK ;revisão da resina à base de dentadura reforçada com fibra; J Prosthodont;1996;Vol. 5;270 6.
73. Suzan Cangul1, Ozkan Adiguzel; Os últimos desenvolvimentos relacionados com Resinas compostas; IDR ;Volume 7, Número 2, 2017.
74. Gregg A. Helvey; Classificação das cerâmicas dentárias; abril de 2013.
75. McLaren EA, Figueira J. Atualização das classificações dos materiais dentários cerâmicos: um guia para a seleção de materiais. Compend Contin Educ Dent 2015;36(6):400-5.
76. Malament KA. Reflexões sobre a cerâmica dentária moderna. Dent Today 2015;34(11): 10, 12.
77. P. Jithendra Babul , Rama Krishna Alla,et al -Dental Ceramics: Parte I - Uma visão geral da composição, estrutura e propriedades;março de 2015;Vol. 3;No. 1;15-18
78. ,Srinivasa Raju Datla1,Rama Krishna Alla Venkata Ramaraju Alluri1;Dental Ceramics: Parte II - Avanços recentes em cerâmica dentária; American Journal of Materials Engineering and Technology, 2015, Vol. 3, No. 2, 19-26.
79. Arvind Shenoy,Nina Shenoy;Dental ceramics:an update;2010,vol 13;issue 4;195-203.
80. Fairhurst CW, Cerâmica Dentária: The state of the science, Adv Dent Res, 6: 7881, Sep 1992..
81. Yu Zhang, J. Robert Kelly; Dental Ceramics forRestoration and Metal Veneering; Dent Clin N Am 61 (2017) 797-819.
82. Denry I, Holloway JA, Ceramics for dental applications: A Review, Materials, 3, 351-368, Jan 2010.
83. Bergmann CP, Stumpf A, Microestrutura de materiais cerâmicos, em Dental Ceramics: Microstructure, Properties and degradation (Microestrutura, propriedades e degradação), Springer, Nova Iorque, EUA, 2013; 31-44.
84. G. Sannino, f. Germano, l. Arcuri, e. Bigelli;cerec cad/cam chairside system; Oral & Implantology - anno VII - n. 3/2014.
85. Griggs JA. Avanços recentes em materiais para restaurações de cerâmica pura. Dent Clin;North Am 2007;51(3):713-27, viii.
86. Russel Giordano, e Edward A Mclaren. Visão geral da cerâmica; classificação por microestrutura e métodos de processamento. 2010;Vol-31.No-9:682-97.
87. Uma visão geral dos sistemas CAD/CAM dentáriosJ.2009;Vol.2
88. Sumit Makkar,Sridevi Kaul. Cerâmica CAD/CAM em medicina dentária: uma visão interna. Indian J Stomatol 2012; 3(2): 119-22.
89. Naleen Naranje , Sawpnil C Mohod-; Aplicação da tecnologia CAD/CAM em medicina dentária, 2022, Volume 10, Edição 10, Página n.º: 141-144
90. Ahmed khulaif AlRashdi, Fai Mohammad Al Mutairi , et al Dental CAD/CAM: a brief review, 2020;4(11):1975-1979
91. Robert Kelly Dental ceramics setembro de 2008 vol.139
92. Prakruti Shah Restaurações cerâmicas em medicina dentária (Uma compilação simplificada) 2018 | Volume 1 Edição 2

93. Sanjay Madhavan, et al /Methods of Strengthening Ceramics 2015 Vol. 7(10),
94. Silva LH, Lima E, Miranda RBP, Favero SS, Lohbauer U, Cesar PF-: Cerâmicas odontológicas: uma revisão de novos materiais e métodos de processamento . 2017;31
95. Scott Rimmer - Cerâmica dentária moderna; uma visão geral. International Dentistry SA VOL.8 NO.4:32-40
96. Richard M Parker. Utilizações da zircónia em dentisteria de restauração. Dentistry today, 2007 : 114-119
97. Alvaro Della Bona; J. Robert Kelly O sucesso clínico das restaurações em cerâmica pura setembro de 2008 vol 139
98. G. Jorquera, E. Mahn, J. P. Sanchez, S. Berrera, M. J. Prado, Vanessa Bernasconi Stange -: Cerâmica híbrida em odontologia^ 2018 Vol 1;Issue2.
100 Aalap Prajapati , Anchal Prajapati, Dhawal R.Mody , Dentistry Goes Digital: A Cad-Cam Way- Aug.2014.Volume 13, Issue 8
101 Anusavice, Sheen & Rawls. Phillip's Science of Dental Materials. Primeira edição do Sul da Ásia. Editores Elsevier

R Kumara Sundaram , Bensy Varghese Todos os materiais cerâmicos em medicina dentária fevereiro de 2020 Volume 7 | Número 2 |

Takashi MIYAZAKI, Yasuhiro HOTTA, Jun KUNII et al.-: Dental CAD/CAM , 2009; 28(1): 44-56

Beuer, J. Schweiger e D. Edelhoff Medicina dentária digital: uma visão geral dos desenvolvimentos recentes para restaurações geradas por CAD/CAM 10 de maio de 2008 VOLUME 204 NO. 9

Rama Krishna Alla, Ciência dos materiais dentários, Jaypee Brothers Medical Publishers Pvt Limited, Nova Deli, Índia, 2013, 1.ª edição, 333-354.

Sukumaran VG, Bharadwaj N, Ceramics in Dental Applications, Trends Biomater. Artif. Organs, 20(1), 7-11, Jan 2006.

Hammerle C, Sailer I, Thoma A, Halg G, Suter A, e Ramel C, Dental Ceramics: Essential Aspects for Clinical Practice (Aspectos essenciais para a prática clínica), Quintessence, Surrey, 2008.

Ho GW, Matinlinna JP, Insights sobre a porcelana como material dentário. Parte I: tipos de materiais cerâmicos em medicina dentária, Silicon, 3(3), 109-15, julho de 2011.

Lung CYK, Matinlinna JP, Aspectos dos agentes de acoplamento de silano e condicionamento de superfície em odontologia: Uma visão geral, Dent Mater, 28(5), 467-77, maio de 2012

Garber DA, Goldstein RE, Porcelain and Composite Inlays and Onlays: Esthetic Posterior Restorations (Restaurações posteriores estéticas), Quintessence, Chicago, 1994.

Touati B, Miara P, Nathanson D, Esthetic Dentistry and Ceramic Restorations, Martin Dunitz, Londres, 1999.

Badami V, Ahuja B, Biosmart materials: Abrindo novos caminhos na odontologia, The Scientific World J, Artigo ID 986912, 7 páginas, Volume Feb 2014.

Denry I, Holloway JA, Ceramics for dental applications: A Review, Materials, 3, 351-368, Jan 2010.

Anusavice KJ, Phillip's Science of Dental Materials, Elsevier, uma divisão da Reed Elsevier India Pvt Ltd, Nova Deli, Índia, 2010, 11.ª edição, 655-720.

Sakaguchi RL, Powers JM, Craig's Restorative Dental Materials, Elsevier, Mosby, uma divisão da Reed Elsevier India Pvt Ltd, Nova Deli, Índia, 2007, 12.ª edição, 443-464.

J'Obrien W, Dental Materials and their selection, 3ª edição, quintessence Publishing Co. Inc, 2002, 132-155.

Rashid H, O efeito da rugosidade da superfície em cerâmicas utilizadas em medicina dentária: Uma revisão da literatura. Eur J Dent, 8:571-9, Out-Dez 2014.

Denry IL, Recent advances in ceramics for dentistry, Crit Rev Oral Biol Med 7(2):134-143, 1996.

Shenoy A, Shenoy N, Dental Ceramics: Uma atualização, J Cons Dent, 13(4):195- 203, Out-Dez 2010.

McLean JW, Hughes TH. O reforço da porcelana dentária com óxidos cerâmicos. Br Dent J, 119(6):251-267, setembro de 1965.

McLean JW, The science and art of dental ceramics, Volume I: The nature of Dental Ceramics and their clinical use. Quintessence Pub Co., Chicago, 1979.

Claus H, Rauter H. A estrutura e a microestrutura da porcelana dentária em relação às condições de cozedura. Int Prosthodont 2(4):376-384, Jui-Aug 1989.

van Noort R, Introduction to Dental Materials, Mosby, Espanha, 1994: 201-214.

Lacy AM, The chmical nature of dental porcelain (A natureza química da porcelana dentária), Dent Clin North Am, 21(4): 661-667, Out 1977.

Claus H, As bases estruturais da porcelana dentária, Bad Sackingen, Alemanha: Vita Zhanfabrik, H. Rauter GmBH & Co, 1980.

Vallittu PK Non-metallic biomaterials for tooth repair and replacement, In Processing and bonding of dental ceramics, Woodhead Publishing Limited, Philadelphia, USA, 2013 125-160

127 Brown GB, Currier GF, Kadioglu O, Kierl JP. Precisão de modelos dentários impressos tridimensionais reconstruídos a partir de impressões intra-orais digitais. Am J Orthod Dentofacial Orthop. 2018;154:733-9.

128 Turkyilmaz I, Hariri NH. Resultados de quatro anos de próteses dentárias fixas de arcada completa utilizando estruturas CAD/CAM: uma revisão retrospetiva de 15 casos. J Clin Exp Dent. 2018;10:e1045-8.

129 . Beuer F, Schweiger J, Edelhoff D. Medicina dentária digital: uma visão geral das recentes
desenvolvimentos para restaurações geradas por CAD/CAM. Br Dent J. 2008;204:505. https:// doi.org/10.1038/sj.bdj.2008.350

130 . Brawek PK, Wolfart S, Endres L, Kirsten A, Reich S. A exatidão clínica
de coroas unitárias fabricadas exclusivamente por fluxo de trabalho digital - a comparação de dois sistemas. Clin Oral Investig. 2013;17(9):2119-25.

131 Christensen GJ. As impressões digitais eliminarão os problemas actuais com as impressões convencionais? J Am Dent Assoc. 2008;139(6):761-3.

132 M, Weigl P. Avaliação da adaptação e eficiência de restaurações de cerâmica pura fabricadas por CAD/CAM com base na digitalização direta e indireta: um ensaio clínico aleatório e duplamente cego. Clin Oral Investig. 2016;20(2):291-300.

133 lonescu AC, Hahnel S, Konig A, Brambilla E. Blocos de resina composta para aplicações dentárias CAD/CAM reduzem a formação de biofilme in vitro. Dent Mater. 2020;36(5):603-

134 Miyazaki T, Hotta Y. Sistemas Cad/cam disponíveis para o fabrico de restaurações de coroas e pontes. Aust Dent J. 2011;56:97-106.

135 Tinschert J, Natt G, Hassenpflug S, Spiekermann H. Estado da atual tecnologia CAD/CAM em medicina dentária. Int J Comput Dent. 2004;7(1):25- 45.

Irfan UB, Aslam K, Nadim R. Uma revisão sobre cad cam em medicina dentária. J Pak Dent

Assoc. 2015;24(3):112116.
11. Mehl A, Gloger W, Kunzelmann KH, Hickel R. Um novo dispositivo ótico 3-D para a deteção de desgaste. J Dent Res. 1997;76:1799-807.
Webber B, McDonald A, Knowles J. Um estudo in vitro da carga compressiva na fratura de coroas ProceraAllCeram com diferentes espessuras de porcelana de revestimento. J Prosthet Dent. 2003;89:154-60.
Reiss B. Contorno oclusal 3-D padrão Cerec em comparação com o novo morphing oclusal biogenérico : relato de um caso. Int J Comput Dent. 2007;10:69- 75. 14
. Luthy H, Filser F, Loeffel O, Schumacher M, Gauckler LJ, Hammerle CHF. Resistência e fiabilidade de pontes posteriores de cerâmica pura de quatro unidades. Dent Mater. 2005;21:930-7.
Kilpeta A, Capni M, Governu L, Blois L. Uma análise comparativa do scanner digital 3D intra-oral para dentisteria de restauração. Jornal Internacional de Tecnologia Médica. 2008;5:3-4.
Rama Krishna Alla, Ciência dos materiais dentários, Jaypee Brothers Medical Publishers Pvt Limited, Nova Deli, Índia, 2013, 1.ª edição, 333-354.
Sukumaran VG, Bharadwaj N, Ceramics in Dental Applications, Trends Biomater. Artif. Organs, 20(1), 7-11, Jan 2006.
Hammerle C, Sailer I, Thoma A, Halg G, Suter A, e Ramel C, Dental Ceramics: Essential Aspects for Clinical Practice (Aspectos essenciais para a prática clínica), Quintessence, Surrey, 2008.
Ho GW, Matinlinna JP, Insights sobre a porcelana como material dentário. Parte I: tipos de materiais cerâmicos em medicina dentária, Silicon, 3(3), 109-15, julho de 2011.
Lung CYK, Matinlinna JP, Aspectos dos agentes de acoplamento de silano e condicionamento de superfície em odontologia: Uma visão geral, Dent Mater, 28(5), 467-77, maio de 2012.
Garber DA, Goldstein RE, Porcelain and Composite Inlays and Onlays: Esthetic Posterior Restorations (Restaurações posteriores estéticas), Quintessence, Chicago, 1994.
148 Touati B, Miara P, Nathanson D, Esthetic Dentistry and Ceramic Restorations, Martin Dunitz, Londres, 1999. [8] Badami V, Ahuja B, Biosmart materials: Desbravando novos caminhos na odontologia, The Scientific World J, Artigo ID 986912, 7 páginas, Volume Feb 2014.
149 Denry I, Holloway JA, Ceramics for dental applications: A Review, Materials, 3, 351-368, Jan 2010.
150 Anusavice KJ, Phillip's Science of Dental Materials, Elsevier, uma divisão da Reed Elsevier India Pvt Ltd, Nova Deli, Índia, 2010, 11.ª edição, 655-720.

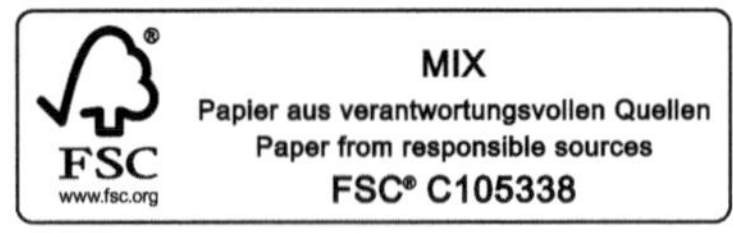

Printed by Books on Demand GmbH, Norderstedt / Germany